看護学生のための **第2版**

5分間テスト

必修問題レベル編

—健康・医療の基本と…

CONTENTS

JN057207

学習の記録

活用方法・学習の進め方

① 小テストとして！

1回5分の小テストとしてご活用ください。

第1回から順番にやらなくても〇Kです。

ランダムにこなすことで、抜き打ちの小テストとして活用できます。

② 宿題・課題として！

コンパクトなボリュームですので、毎日継続的に取り組むために最適です。

日々の宿題や休み期間中の課題としても活用できます。

③ 1年生のうちから！

本書は必修問題レベルの基本的な内容でまとめています。低学年のうちから

コツコツ取り組むことで、少しずつ試験を意識した学習習慣が身につきます。

	実施日	正解		実施日	正解
第1回	/	9 問中　　問	第18回	/	18 問中　　問
第2回	/	9 問中　　問	第19回	/	17 問中　　問
第3回	/	9 問中　　問	第20回	/	14 問中　　問
第4回	/	9 問中　　問	第21回	/	18 問中　　問
第5回	/	9 問中　　問	第22回	/	14 問中　　問
第6回	/	9 問中　　問	第23回	/	14 問中　　問
第7回	/	9 問中　　問	第24回	/	14 問中　　問
第8回	/	21 問中　　問	第25回	/	14 問中　　問
第9回	/	9 問中　　問	第26回	/	14 問中　　問
第10回	/	22 問中　　問	第27回	/	14 問中　　問
第11回	/	9 問中　　問	第28回	/	14 問中　　問
第12回	/	9 問中　　問	第29回	/	14 問中　　問
第13回	/	9 問中　　問	第30回	/	14 問中　　問
第14回	/	17 問中　　問	第31回	/	14 問中　　問
第15回	/	12 問中　　問	第32回	/	14 問中　　問
第16回	/	14 問中　　問	第33回	/	12 問中　　問
第17回	/	15 問中　　問			

第1回　**人口静態①　日本の人口**

実施日　　月　　日

正解：　　／ 9 問

制限時間 **5分**

---

1 つぎの設問に答えなさい。

（1）令和3年（2021年）におけるわが国の総人口に最も近いのはどれか。
　　1．9000万人
　　2．1億1千万人
　　3．1億3千万人
　　4．1億5千万人　　　　　　　　　　　　　　　解答＿＿＿＿＿＿＿

（2）令和3年（2021年）におけるわが国の高齢化率に最も近いのはどれか。
　　1．12％
　　2．29％
　　3．35％
　　4．42％　　　　　　　　　　　　　　　　　　解答＿＿＿＿＿＿＿

（3）令和3年（2021年）におけるわが国の生産年齢人口の割合に最も近いのはどれか。
　　1．50％
　　2．55％
　　3．60％
　　4．65％　　　　　　　　　　　　　　　　　　解答＿＿＿＿＿＿＿

（4）令和3年（2021年）におけるわが国の年少人口の割合に最も近いのはどれか。
　　1．12％
　　2．15％
　　3．17％
　　4．22％　　　　　　　　　　　　　　　　　　解答＿＿＿＿＿＿＿

（5）労働力人口の説明で正しいものはどれか。
　　　1．20～60歳までの人口
　　　2．15～64歳人口のうち、自営業者と会社員の合計
　　　3．15歳以上人口のうち、就業者の人口
　　　4．15歳以上人口のうち、就業者と完全失業者の合計　　　解答＿＿＿＿＿

（6）令和3年（2021年）におけるわが国の労働力人口比率に最も近いのはどれか。
　　　1．40%
　　　2．50%
　　　3．60%
　　　4．70%　　　解答＿＿＿＿＿

（7）従属人口についての説明で正しいものはどれか。
　　　1．生産年齢人口が扶養する年少人口と老年人口の合計
　　　2．生産年齢人口が扶養する被扶養者の合計
　　　3．生産年齢人口のうち、失業している者の人口
　　　4．全人口のうち、就労している者の人口　　　解答＿＿＿＿＿

（8）日本の将来推計人口（平成29年推計）で2035年での高齢化率に最も近いのはどれか。
　　　1．18%
　　　2．24%
　　　3．33%
　　　4．38%　　　解答＿＿＿＿＿

（9）日本の将来推計人口（平成29年推計）に関する説明で誤っているものはどれか。
　　　1．2065年には、総人口が8,800万人ほどと推計される。
　　　2．2045年を過ぎるころから老年人口は減少に転じる。
　　　3．2065年頃には、従属人口指数が95%近くまで高まる。
　　　4．年少人口の割合は少しずつ上昇する見通しである。　　　解答＿＿＿＿＿

第2回

人口静態②　日本の世帯

実施日	月	日
正解：	／ 9 問	

制限時間 **5**分

1 つぎの設問に答えなさい。

（1）令和元年（2019年）における日本の全世帯数に最も近いのはどれか。
　　1．2,700万世帯
　　2．3,500万世帯
　　3．4,200万世帯
　　4．5,200万世帯　　　　　　　　　　　　　　　　　解答＿＿＿＿＿＿

（2）日本の令和元年（2019年）の家族の世帯構造で最も多いのはどれか。
　　1．夫婦のみの世帯
　　2．ひとり親と未婚の子のみの世帯
　　3．夫婦と未婚の子のみの世帯
　　4．単独世帯　　　　　　　　　　　　　　　　　　　解答＿＿＿＿＿＿

（3）日本の令和元年（2019年）の家族の世帯構造で最も少ないのはどれか。
　　1．夫婦のみの世帯
　　2．ひとり親と未婚の子のみの世帯
　　3．夫婦と未婚の子のみの世帯
　　4．三世代世帯　　　　　　　　　　　　　　　　　　解答＿＿＿＿＿＿

（4）日本の令和元年（2019年）の世帯総数における核家族世帯の割合に近いのはどれか。
　　1．20％
　　2．40％
　　3．60％
　　4．80％　　　　　　　　　　　　　　　　　　　　　解答＿＿＿＿＿＿

（5）日本の令和元年（2019年）の世帯数における単独世帯の占める割合はどれか。
  1．5.9%
  2．16.0%
  3．20.0%
  4．28.8%   解答

（6）令和元年（2019年）の世帯数における65歳以上の者のいる世帯の割合はどれか。
  1．27.3%
  2．31.1%
  3．42.6%
  4．49.4%   解答

（7）令和元年（2019年）の65歳以上の者のいる世帯における単独世帯の割合はどれか。
  1．17.3%
  2．22.5%
  3．28.8%
  4．32.5%   解答

（8）近年の日本における高齢者のいる世帯の推移として誤っているものはどれか。
  1．世帯数における核家族世帯の割合はあまり増減がない。
  2．夫婦のみの世帯は少しずつ増えている。
  3．母子家庭や父子家庭は減少傾向にある。
  4．三世代世帯は以前に比べて減少している。   解答

（9）日本の近年の世帯構造についての説明で正しいものはどれか。
  1．65歳以上の者のいる世帯のうち、最も多いのは夫婦のみの世帯である。
  2．高齢者の単独世帯（一人暮らし）は減少傾向にある。
  3．65歳以上の者のいる世帯は全体的に減少傾向にある。
  4．高齢の親と未婚の子のみの世帯は減少傾向にある。
               解答

第3回　人口動態①　出生の動向

実施日　　月　　日

正解：／ 9 問

制限時間 5分

1 つぎの設問に答えなさい。

（1）日本の令和３年（2021年）における出生数に最も近いのはどれか。
　　1．81万人
　　2．92万人
　　3．100万人
　　4．107万人　　　　　　　　　　　　解答

（2）日本の令和３年（2021年）における出生率（人口千対）に最も近いのはどれか。
　　1．5.2
　　2．6.6
　　3．7.0
　　4．9.5　　　　　　　　　　　　　　解答

（3）日本の令和３年（2021年）における合計特殊出生率はどれか。
　　1．1.25
　　2．1.30
　　3．1.45
　　4．1.75　　　　　　　　　　　　　解答

（4）日本の令和３年（2021年）における母の年齢階級別出生率が最も高いのはどれか。
　　1．20～24歳
　　2．30～34歳
　　3．35～49歳
　　4．45～49歳　　　　　　　　　　　解答

（5）日本の令和3年（2021年）における母の年齢階級別出生率が最も低いのは
どれか。

    1．20〜24歳

    2．30〜34歳

    3．35〜39歳

    4．45〜49歳　　　　　　　　　　　　　　　　　解答

（6）合計特殊出生率とは、何歳から何歳までの出生率の合計か。

    1．15〜49歳

    2．20〜49歳

    3．15〜39歳

    4．29〜49歳　　　　　　　　　　　　　　　　　解答

（7）　令和2年（2020年）における第1子出産時の母親の平均年齢はどれか。

    1．22.5歳

    2．25.7歳

    3．28.4歳

    4．30.7歳　　　　　　　　　　　　　　　　　解答

（8）令和2年（2020年）における総再生産率に最も近いのはどれか。

    1．0.7

    2．1.5

    3．1.8

    4．2.4　　　　　　　　　　　　　　　　　　解答

（9）近年の出生の動向について、正しいものはどれか。

    1．合計特殊出生率は増加傾向にある。

    2．母親の第一子を出産する平均年齢は低下傾向にある。

    3．出生数は第2次ベビーブームの半分以下である。

    4．出生数が死亡数を上回っている。　　　　　　解答

第4回　**人口動態②　死亡と寿命**

実施日	月	日
正解：	／ 9	問

制限時間 5分

1 つぎの設問に答えなさい。

（1）日本の令和3年（2021年）における死亡数に最も近いのはどれか。
1．101万人
2．114万人
3．130万人
4．143万人　　　　　　　　　　　　　　　　解答

（2）日本の令和3年（2021年）における死亡率（人口千対）に最も近いのはどれか。
1．9.5
2．11.7
3．12.5
4．13.4　　　　　　　　　　　　　　　　解答

（3）近年のわが国の死亡の動向について、正しいものはどれか。
1．死亡数は医療の進歩に伴い減少している。
2．死亡率は男性よりも女性の方が高い。
3．近年は死亡率が緩やかな上昇傾向にある。
4．死亡率が最も高い年齢階級は0～4歳である。　　　　解答

（4）日本の令和3年（2021年）における死因順位の第2位はどれか。
1．悪性新生物
2．肺炎
3．心疾患
4．脳血管疾患　　　　　　　　　　　　　　　解答

（5）日本の令和３年（2021年）の全死因に対する悪性新生物の割合に最も近いのはどれか。
　　1．12％
　　2．17％
　　3．22％
　　4．27％　　　　　　　　　　　　　　　　　　　　解答＿＿＿＿＿＿＿

（6）日本人男性の令和３年（2021年）の悪性新生物死亡数で最も多い部位はどれか。
　　1．胃
　　2．肺
　　3．肝臓
　　4．大腸　　　　　　　　　　　　　　　　　　　　解答＿＿＿＿＿＿＿

（7）日本人女性の令和３年（2021年）の悪性新生物死亡数で最も多い部位はどれか。
　　1．胃
　　2．乳房
　　3．子宮
　　4．大腸　　　　　　　　　　　　　　　　　　　　解答＿＿＿＿＿＿＿

（8）令和２年（2020年）における日本人男性の平均寿命に最も近いのはどれか。
　　1．76歳
　　2．82歳
　　3．85歳
　　4．92歳　　　　　　　　　　　　　　　　　　　　解答＿＿＿＿＿＿＿

（9）令和２年（2020年）における日本人女性の平均寿命に最も近いのはどれか。
　　1．74歳
　　2．80歳
　　3．84歳
　　4．88歳　　　　　　　　　　　　　　　　　　　　解答＿＿＿＿＿＿＿

第5回　人口動態③　周産期と小児期の死亡

実施日	月　日	制限時間
正解：	／9問	5分

1 つぎの設問に答えなさい。

（1）人口動態統計でいう死産はどれか。

　　1．妊娠満8週以後の死児の出産

　　2．妊娠満12週以後の死児の出産

　　3．妊娠満18週以後の死児の出産

　　4．分娩後1時間以内の死亡　　　　　　　　　　　解答 _____

（2）周産期死亡とされるのはどれか。

　　1．妊娠満22週以後の死産

　　2．妊娠満22週以後の死産と生後1週未満の死亡

　　3．妊娠満37週以後の死産

　　4．妊娠満37週以後の死産と生後1週未満の死亡　　解答 _____

（3）令和3年（2021年）における日本の周産期死亡率（出生千対）はどれか。

　　1．0.7

　　2．1.8

　　3．2.9

　　4．3.4　　　　　　　　　　　　　　　　　　　　解答 _____

（4）令和2年（2020年）における日本の乳児の死因順位の第1位はどれか。

　　1．不慮の事故

　　2．乳幼児突然死症候群

　　3．周産期に特異的な感染症

　　4．先天奇形、変形及び染色体異常　　　　　　　　解答 _____

（5）平成29年（2017年）における日本の乳児死亡率（出生千対）はどれか。

   1．1.7

   2．2.8

   3．4.3

   4．6.2　　　　　　　　　　　　　　　　　　　　解答＿＿＿＿＿＿

（6）日本の令和3年（2021年）の5歳から9歳までの子どもの死因第1位はどれか。

   1．不慮の事故

   2．心疾患

   3．先天奇形、変形及び染色体異常

   4．悪性新生物　　　　　　　　　　　　　　　　解答＿＿＿＿＿＿

（7）日本の令和3年（2021年）の15歳から19歳までの子どもの死因第1位はどれか。

   1．不慮の事故

   2．悪性新生物

   3．自殺

   4．脳血管疾患　　　　　　　　　　　　　　　　解答＿＿＿＿＿＿

（8）日本の令和2年（2020年）における乳児の不慮の事故死で最も多いのはどれか。

   1．窒息

   2．溺死及び溺水

   3．交通事故

   4．転倒・転落　　　　　　　　　　　　　　　　解答＿＿＿＿＿＿

（9）日本の令和2年（2020年）における1歳〜4歳の不慮の事故死で最も多いのはどれか。

   1．窒息

   2．溺死及び溺水

   3．交通事故

   4．転倒・転落　　　　　　　　　　　　　　　　解答＿＿＿＿＿＿

第6回　**健康状態と受療状況**

実施日	月	日
正解：	／9 問	制限時間 5分

1 つぎの設問に答えなさい。　※（1）〜（7）は令和元年国民生活基礎調査による。

（1）健診や人間ドックを受けた者の割合で男女とも最も多い年齢階級はどれか。
　　　1．20 〜 29歳
　　　2．30 〜 39歳
　　　3．50 〜 59歳
　　　4．70 〜 79歳　　　　　　　　　　　解答 _____

（2）国民生活基礎調査における通院者率（人口千対）で正しいものはどれか。
　　　1．180.4
　　　2．250.3
　　　3．404.0
　　　4．420.1　　　　　　　　　　　　解答 _____

（3）傷病別にみた通院者率で男女ともに最も高いのはどれか。
　　　1．腰痛症
　　　2．歯の病気
　　　3．糖尿病
　　　4．高血圧症　　　　　　　　　　　解答 _____

（4）国民生活基礎調査における有訴者率（人口千対）で正しいものはどれか。
　　　1．271.9
　　　2．302.5
　　　3．337.3
　　　4．402.4　　　　　　　　　　　　解答 _____

（5）わが国における男の有訴者の自覚症状で最も多いのはどれか。

    1．腰痛

    2．肩こり

    3．せきやたん

    4．胃のもたれ　　　　　　　　　　　　　　　　　解答＿＿＿＿＿＿

（6）わが国における女の有訴者の自覚症状で最も多いのはどれか。

    1．手足の関節の痛み

    2．肩こり

    3．発熱や身体のだるさ

    4．胸やけ　　　　　　　　　　　　　　　　　　　解答＿＿＿＿＿＿

（7）過去1年間に受けたがん検診の受診率で男女（40～69歳）ともに最も高いのはどれか。

    1．胃がん

    2．肺がん

    3．肝臓がん

    4．膵臓がん　　　　　　　　　　　　　　　　　　解答＿＿＿＿＿＿

（8）近年のわが国の健康状態の動向として正しいものはどれか。

    1．有訴者の割合は男の方が多い。

    2．通院者の割合は女の方が高い。

    3．生活習慣病は減少傾向である。

    4．国民医療費は減少傾向である。　　　　　　　　解答＿＿＿＿＿＿

（9）近年のわが国の受療状況で誤っているものはどれか。

    1．病院へ入院している患者の70％以上は65歳以上である。

    2．傷病別の外来受療率で最も高いのは「消化器系の疾患」である。

    3．傷病別の入院受療率で最も高いのは「精神及び行動の障害」である。

    4．男の年齢階級別の外来受療率で最も高いのは20～24歳である。

    　　　　　　　　　　　　　　　　　　　　　　　解答＿＿＿＿＿＿

第7回 健康と生活習慣

1 つぎの設問に答えなさい。

（1）国民健康・栄養調査（2019）において、受動喫煙が最も多い場所はどれか。

1．職場
2．遊技場
3．家庭
4．飲食店　　　　　解答 _____

（2）平成30年におけるたばこ喫煙者率調査について、正しいものはどれか。

1．20歳以上の男性の喫煙率は、25.0％以上である。
2．20歳以上の女性の喫煙率は、男性よりも高い。
3．喫煙者率は近年ますます増加傾向である。
4．日本は諸外国に比べて喫煙者率は著しく低い。　　　　　解答 _____

（3）喫煙指数を決定するのは、喫煙年数とどれか。

1．喫煙者の年齢
2．１日の平均喫煙本数
3．喫煙を始めた年齢
4．喫煙するたばこに含まれるニコチン量　　　　　解答 _____

（4）運動習慣についての説明で、正しいものはどれか。

1．体脂肪を増加させる。
2．基礎代謝量を減少させる。
3．最大換気量は増加する。
4．１回心拍出量は減少する。　　　　　解答 _____

（5）国民健康・栄養調査（2019）で、運動習慣のある女性の割合が最も高い年齢階級はどれか。

　　　1．20〜29歳
　　　2．40〜49歳
　　　3．50〜59歳
　　　4．70歳以上　　　　　　　　　　　　　　　解答＿＿＿＿＿

（6）国民健康・栄養調査（2019）における肥満とやせについての説明で誤っているものはどれか。

　　　1．肥満者の割合は、男性では40歳代が最も高い。
　　　2．肥満者の割合は、男性よりも女性の方が高い。
　　　3．やせの者の割合は、女性の方が男性よりも高い。
　　　4．成人女性では、やせの者の割合は20歳代が最も高い。　解答＿＿＿＿＿

（7）日本人の体格指数（BMI）で「普通（正常）」とされるのはどれか。

　　　1．15
　　　2．19
　　　3．26
　　　4．30　　　　　　　　　　　　　　　　　　解答＿＿＿＿＿

（8）メタボリックシンドロームと診断する際の必須項目はどれか。

　　　1．内臓脂肪型肥満
　　　2．脂質異常症
　　　3．高血圧
　　　4．空腹時高血糖　　　　　　　　　　　　　解答＿＿＿＿＿

（9）日本人の食事摂取基準（2020年版）において、摂取量の減少を目指しているのはどれか。

　　　1．カリウム
　　　2．カルシウム
　　　3．食物繊維
　　　4．ナトリウム　　　　　　　　　　　　　　解答＿＿＿＿＿

第**8**回　**医療保険制度①**

実施日	月　日	制限時間
正解：	／21 問	5分

1 文章を読み、正しいものには〇、誤っているものには✕を書きなさい。

（1）社会保険制度における医療保険は、任意保険である。　　　解答＿＿＿＿＿＿

（2）医療保険の財源はすべて保険金で賄われる。　　　解答＿＿＿＿＿＿

（3）国民健康保険には生活保護を受けている人も加入できる。　　　解答＿＿＿＿＿＿

（4）無職者は国民健康保険の対象とならない。　　　解答＿＿＿＿＿＿

（5）医療保険制度における医療給付は現金給付が原則である。　　　解答＿＿＿＿＿＿

（6）高額療養費は、医療給付に含まれる。　　　解答＿＿＿＿＿＿

（7）被用者保険は会社員や公務員を対象とする。　　　解答＿＿＿＿＿＿

（8）被用者保険の保険料は企業や団体と被保険者で折半する。　　　解答＿＿＿＿＿＿

（9）後期高齢者医療制度も医療保険の一つである。　　　解答＿＿＿＿＿＿

（10）世帯主が国民健康保険に加入すれば家族も給付を受けられる。　　　解答＿＿＿＿＿＿

2 つぎの文章の空欄を埋めなさい。

（1）医療保険の対象年齢は（　　　　　）歳からである。

（2）国民健康保険一般被保険者本人の自己負担割合は（　　　　　）割である。

（3）医療保険では未就学児の自己負担割合は（　　　　　）割である。

（4）医療保険における70 〜 74歳の自己負担割合は（　　　　　）割である。

（5）現役並みの所得のある高齢者は医療費の（　　　　　）割を自己負担する。

（6）75歳以上の高齢者は（　　　　　）医療制度の適用となる。

（7）被用者保険は（　　　　　）域保険ともよばれる。

（8）公務員が加入する被用者保険が（　　　　　）組合である。

（9）国民全員が医療保険に加入するしくみを国民（　　　　　）保険という。

（10）受診する医療機関を自由に選べることを（　　　　　）アクセスという。

3 つぎのうち、医療保険制度の給付の対象となるものをすべて選び、記号を書きなさい。

ア．健康診断　　イ．疾病の診察　　ウ．美容整形　　エ．予防接種

オ．正常分娩　　カ．調剤にかかる費用　　キ．入院時の食事費用

解答 _____

第9回

医療保険制度②

実施日　　月　　日

正解：　／**9**問

制限時間 **5**分

1 つぎの設問に答えなさい。

（1）後期高齢者医療制度の根拠となる法律はどれか。

　　1．医療法
　　2．健康保険法
　　3．高齢者の医療の確保に関する法律
　　4．高齢社会対策基本法　　　　　　　　　　　　解答

（2）後期高齢者医療制度の被保険者は何歳以上の高齢者か。

　　1．60歳
　　2．65歳
　　3．70歳
　　4．75歳　　　　　　　　　　　　　　　　　　　解答

（3）後期高齢者医療制度の保険者はどれか。

　　1．後期高齢者医療広域連合
　　2．国
　　3．市町村
　　4．保健所　　　　　　　　　　　　　　　　　　解答

（4）後期高齢者医療制度の通称はどれか。

　　1．健康長寿制度
　　2．長寿医療制度
　　3．高齢者救済制度
　　4．高齢者健康制度　　　　　　　　　　　　　　解答

（５）後期高齢者医療制度の説明で誤っているものはどれか。

　　１．障害認定により適用年齢が変わる。

　　２．所得によって保険料は変化する。

　　３．生活保護を受けている世帯に属する者は、被保険者にはならない。

　　４．転院のための移送費は後期高齢者医療給付に含まれない。

　　　　　　　　　　　　　　　　　　　　　　　　　　　　　　　　解答＿＿＿＿＿＿

（６）後期高齢者医療制度における自己負担率はどれか。

　　１．無料

　　２．１割

　　３．２割

　　４．５割　　　　　　　　　　　　　　　　　　　　　　　　　　解答＿＿＿＿＿＿

（７）つぎのうち、国民医療費に含まれるものはどれか。

　　１．義肢（義手や義足）の費用

　　２．人間ドックにかかる費用

　　３．訪問看護療養費

　　４．義眼にかかる費用　　　　　　　　　　　　　　　　　　　　解答＿＿＿＿＿＿

（８）令和元年度（2019年度）の国民医療費に最も近いのはどれか。

　　１．32兆円

　　２．44兆円

　　３．54兆円

　　４．72兆円　　　　　　　　　　　　　　　　　　　　　　　　　解答＿＿＿＿＿＿

（９）診療報酬点数１点あたりの単価はどれか。

　　１．１円

　　２．10円

　　３．100円

　　４．1000円　　　　　　　　　　　　　　　　　　　　　　　　解答＿＿＿＿＿＿

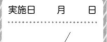

第10回 介護保険制度①

実施日	月	日
正解：	/22 問	制限時間 5分

1 文章を読み、正しいものには〇、誤っているものには✕を書きなさい。

（1） 介護保険は医療保険の一つである。　　　　　　　　　　　解答＿＿＿＿＿

（2） 介護保険の適用を受ける場合、申請先は市町村である。　　解答＿＿＿＿＿

（3） 介護保険制度が開始されたのは2005年である。　　　　　　解答＿＿＿＿＿

（4） 介護保険の被保険者は1～3号被保険者に分けられる。　　解答＿＿＿＿＿

（5） 介護保険料の納付義務は60歳までである。　　　　　　　　解答＿＿＿＿＿

（6） 介護を受ける状態になっても介護保険料を支払う義務がある。　解答＿＿＿＿＿

（7） 介護保険制度における保険給付は現物給付である。　　　　解答＿＿＿＿＿

（8） 早期のがんは介護保険制度における特定疾病に含まれない。　解答＿＿＿＿＿

（9） 新規で受ける要介護認定の有効期間は原則的に1ヶ月である。　解答＿＿＿＿＿

（10） 介護保険制度の財源は保険料と税金である。　　　　　　　解答＿＿＿＿＿

2 つぎの文章の空欄を埋めなさい。

（1）要介護状態の区分審査を行う組織を（　　　　　　）審査会という。

（2）要介護認定は、非該当を除き（　　　　　　）段階に区分される。

（3）介護保険の居宅サービスの支給基準額が最も高いのは要（　　　　　　）である。

（4）要介護度の最も低い区分は要（　　　　　　）である。

（5）介護保険の第1号被保険者は（　　　　　　）歳以上の者をいう。

（6）介護保険料の納付義務が生じるのは（　　　　　　）歳からである。

（7）介護保険では、（　　　　　　）種類の特定疾患が認められている。※2022年時点

（8）介護保険の居宅サービスの原則的な利用者負担の割合は（　　　　　　）割である。

（9）現役世代並みの所得がある場合には、介護保険料の（　　　　　　）割を負担する。

（10）要支援1と要支援2は、介護（　　　　　　）サービスを受けることができる。

3 つぎの設問に答えなさい。

（1）介護保険における特定疾患に含まれないものはどれか。

1．関節リウマチ　2．十二指腸潰瘍　3．脊柱管狭窄症　4．脳血管疾患

解答＿＿＿＿＿＿＿＿＿

（2）第2号被保険者の条件を書きなさい。

解答＿＿＿＿＿＿＿＿＿＿＿＿＿＿＿＿＿＿＿＿＿＿＿＿＿＿＿＿＿＿＿＿＿＿＿

第11回 介護保険制度②

1 つぎの設問に答えなさい。

（1）つぎの説明で正しいものはどれか。

　　1．要介護認定はコンピューターによる判定のみで行われる。

　　2．要介護認定の結果は原則として申請後30日以内に通知される。

　　3．介護保険は国民皆保険制度が適用されるしくみである。

　　4．非該当（自立）の場合には、介護保険制度における介護予防サービスが利用できる。

解答

（2）つぎの説明で誤っているものはどれか。

　　1．第1号被保険者の保険料は原則として年金から徴収される。

　　2．介護認定者数は増加傾向にある。

　　3．特定疾患の対象となるのは第1号被保険者である。

　　4．介護保険制度の根拠となる法律は介護保険法である。　解答

（3）介護保険法に基づき設置される施設はどれか。

　　1．老人福祉センター

　　2．地域包括支援センター

　　3．精神保健福祉センター

　　4．都道府県福祉人材センター　解答

（4）つぎのうち、特別養護老人ホームとよばれる施設はどれか。

　　1．グループホーム

　　2．介護老人福祉施設

　　3．介護老人保健施設

　　4．介護療養型医療施設　解答

（5）つぎのうち、地域密着型サービスに含まれないものはどれか。

1．ホームヘルパーの訪問による訪問介護

2．夜間の定期的な巡回などによる夜間対応型訪問介護

3．通所を中心に訪問や宿泊も組み合わせた小規模多機能型居宅介護

4．認知症対応型共同生活

解答

（6）つぎの説明で正しいものはどれか。

1．要介護と判定されれば介護老人福祉施設に入所できる。

2．グループホームは施設サービスのひとつである。

3．グループホームは1ユニット20〜29人で共同生活を行う。

4．要支援者は介護保険による施設サービスを受けることはできない。

解答

（7）つぎの説明で正しいものはどれか。

1．ケアマネジャーは国家資格である。

2．ケアプランがなくても介護保険によるサービスを受けることができる。

3．ケアプランは介護保険の利用者本人が作ることもできる。

4．ケアプランの作成費用は、全額利用者の自己負担である。

解答

（8）つぎのうち、ケアマネジャーの受験資格がないものはどれか。

1．5年かつ900日以上の実務経験をもつ管理栄養士

2．実務経験3年かつ540日以上の看護師

3．実務経験5年かつ900日以上の介護福祉士

4．10年かつ1800日以上福祉関係の職業に従事している者

解答

（9）令和元年度（2019年度）時点での介護給付の総費用はどれくらいか。

1．3,000億円

2．3.6兆円

3．7.4兆円

4．10.8兆円

解答

第**12**回	生活環境と医療	実施日　月　日	制限時間
		正解：　／**9**問	**5**分

1 つぎの設問に答えなさい。

（1）循環式浴槽の水質汚染によって発生するのはどれか。

   1．レジオネラ肺炎

   2．マラリア

   3．B型肝炎

   4．COPD（慢性閉塞性肺疾患）　　　　　解答

（2）つぎのうち、食中毒の原因となるのはどれか。

   1．カンジダ

   2．サルモネラ

   3．クラミジア

   4．RSウイルス　　　　　解答

（3）食中毒についての説明で正しいものはどれか。

   1．夏場の発生がほとんどで、冬場はほぼ起こらない。

   2．原因となる食品で最も多いのは乳類およびその加工品である。

   3．最も患者数が多いのは、ノロウイルスによるものである。

   4．わが国では、食中毒の年間発生数は100件程度である。　　　　　解答

（4）遺伝子組み換え食品・添加物の安全性審査を義務付けているのはどれか。

   1．食品安全基本法

   2．食品衛生法

   3．医療法

   4．薬事法　　　　　解答

（5）地球温暖化をもたらす温室効果ガスはどれか。

　　1．酸素

　　2．水素

　　3．二酸化炭素

　　4．窒素　　　　　　　　　　　　　　　　　　　　　解答

（6）光化学オキシダントの原因物質はどれか。

　　1．フロン

　　2．ヒ素

　　3．ホルムアルデヒド

　　4．窒素酸化物　　　　　　　　　　　　　　　　　　解答

（7）シックハウス症候群に関係する物質はどれか。

　　1．アスベスト

　　2．ダイオキシン類

　　3．放射性セシウム

　　4．ホルムアルデヒド　　　　　　　　　　　　　　　解答

（8）つぎのうち、土壌汚染に最も関連しない物質はどれか。

　　1．カドミウム

　　2．PM2.5

　　3．ヒ素

　　4．6価クロム　　　　　　　　　　　　　　　　　　解答

（9）二酸化硫黄（SO_2）についての説明で正しいものはどれか。

　　1．酸性雨の原因となる。

　　2．大気汚染の環境基準は設定されていない。

　　3．じん肺を引き起こす原因物質である。

　　4．不完全燃焼によって発生する。　　　　　　　　　解答

第13回　労働と職業性疾患

1 つぎの設問に答えなさい。

（1）労働基準法において規定されているものはどれか。

1．勤労女性に対する子の看護休暇

2．勤労女性の産前産後の休業

3．雇用における女性差別の禁止

4．勤労女性の介護のための休業　　　　　　　　解答

（2）労働基準法の規定として正しいものはどれか。

1．1日10時間を超えて労働させてはならない。

2．1週間60時間を超えて労働させてはならない。

3．労働時間が6時間を超える場合には最低45分の休暇を与える。

4．2週に1回あるいは4週で2回以上の休日を与える。

解答

（3）労働安全衛生法の目的ではないものはどれか。

1．職業病や労働災害の防止

2．労働者の安全と健康の確保

3．快適な職場環境の形成促進

4．雇用者に対する労働条件交渉の支援　　　　　解答

（4）仕事と生活の調和憲章が作成された年はどれか。

1．1987年

2．1997年

3．2007年

4．2017年　　　　　　　　　　　　　　　　　解答

（5）日本の令和2年（2020年）において最も発生件数が多かった業務上疾病はどれか。

    1．災害性腰痛

    2．騒音による耳の疾患

    3．じん肺及びじん肺合併症

    4．振動障害　　　　　　　　　　　　　　　　　　　　解答＿＿＿＿＿＿

（6）つぎのうち、アスベストが原因となる職業性疾患はどれか。

    1．胃潰瘍

    2．腰痛症

    3．中皮腫

    4．皮膚炎　　　　　　　　　　　　　　　　　　　　　解答＿＿＿＿＿＿

（7）炭鉱労働者に起こりやすい職業性疾患はどれか。

    1．じん肺

    2．有機溶剤中毒

    3．潜函病

    4．白ろう病　　　　　　　　　　　　　　　　　　　解答＿＿＿＿＿＿

（8）VDT作業による健康障害はどれか。

    1．熱中症

    2．振動障害

    3．難聴

    4．眼精疲労　　　　　　　　　　　　　　　　　　　解答＿＿＿＿＿＿

（9）振動が原因となる職業性疾患はどれか。

    1．白ろう病

    2．腰痛症

    3．中皮腫

    4．じん肺　　　　　　　　　　　　　　　　　　　　解答＿＿＿＿＿＿

第14回 医療・看護の倫理

実施日	月　　日	制限時間
正解：	／17問	5分

1 文章を読み、正しいものには○、誤っているものには✕を書きなさい。

（1）医療職には極めて強い倫理観が求められる。　　　　　　　　解答＿＿＿＿

（2）医療職に倫理観が求められるようになったのは近年になって
　　　からである。　　　　　　　　　　　　　　　　　　　　　解答＿＿＿＿

（3）すべての人々に平等に医療を提供することは倫理的な原則
　　　である。　　　　　　　　　　　　　　　　　　　　　　　解答＿＿＿＿

（4）患者のプライバシーを守ることは、保助看法にも規定されて
　　　いる。　　　　　　　　　　　　　　　　　　　　　　　　解答＿＿＿＿

（5）患者の友人から病状を聞かれたが答えられないと説明した。　解答＿＿＿＿

（6）患者の氏名が記載された看護サマリーを院外研修用資料として
　　　配布した。　　　　　　　　　　　　　　　　　　　　　　解答＿＿＿＿

（7）看護計画を立案するためでも診療録は自宅へ持ち帰ることは
　　　しない。　　　　　　　　　　　　　　　　　　　　　　　解答＿＿＿＿

（8）学習目的であれば看護学生が看護記録をコピーするのに
　　　許可は必要ない。　　　　　　　　　　　　　　　　　　　解答＿＿＿＿

（9）退院のお祝いに患者と撮った写真をSNSで公開した。　　　解答＿＿＿＿

（10）看護師の友人内のSNSであれば、患者情報を公開してもよい。　解答＿＿＿＿

2 つぎの文章の空欄を埋めなさい。

（1）（　　　　　　　）の誓いには医療職の倫理的精神が書かれている。

（2）（　　　　　　　）倫理綱領では、医学研究の対象となる患者の人権を守るための10の原則が示されている。

（3）（　　　　　　　）宣言は、正式には「ヒトを対象とする医学研究の倫理的原則」とよばれる。

（4）生命倫理と訳される言葉がバイオ（　　　　　　　）である。

（5）患者に利益をもたらす医療を提供することを倫理原則における（　　　　　　　）の原則という。

3 つぎの設問に答えなさい。

（1）国際看護師協会（ICN）による看護師の倫理綱領における看護師の基本的責任とはどれか。
　　1．疾病の治療
　　2．医師の補助
　　3．苦痛の緩和
　　4．薬剤の投与　　　　　　　　　　　　　　　解答＿＿＿＿＿＿

（2）倫理原則における「誠実」はどれか。
　　1．患者の個人情報を守る。
　　2．患者の自己決定を尊重する。
　　3．患者に身体的な損傷を与えない。
　　4．公平な資源の配分を行う。　　　　　　　　解答＿＿＿＿＿＿

第15回 患者の基本的人権

1 つぎの説明に当てはまる用語を選択肢より選び、書きなさい。

（1）患者の権利主張を支援・代弁していくこと。　　　　解答＿＿＿＿＿＿

（2）すべての人が差別されることなく同じように生活できるとする考え方。解答＿＿＿＿＿＿

（3）終末期において自らが望む医療を文書で示したもの。　解答＿＿＿＿＿＿

（4）患者が積極的に治療方針の決定に参加し、治療を受けること。解答＿＿＿＿＿＿

（5）その人が本来持っている潜在能力を十分に発揮させる働きかけのこと。解答＿＿＿＿＿＿

（6）不可逆的な状態に陥った際に蘇生処置を行わないこと。　解答＿＿＿＿＿＿

（7）人間らしい生活を送り、満足感を得て生きているかを示す概念。解答＿＿＿＿＿＿

【選択肢】
エンパワメント／リビングウィル／ DNAR ／ノーマライゼーション／
アドヒアランス／ QOL ／アドボカシー／セカンドオピニオン／
コンプライアンス

31

2 つぎの設問に答えなさい。

（1）つぎの説明で誤っているものはどれか。
　　1．小児の場合でもインフォームドコンセントは必要である。
　　2．ヘルシンキ宣言の中ではインフォームドコンセントについても述べられた。
　　3．インフォームドコンセントは医師の義務である。
　　4．インフォームドコンセントでは、患者の同意は必要ない。

　　　　　　　　　　　　　　　　　　　　　　　　　　解答＿＿＿＿＿＿＿＿＿

（2）看護師に求められるアドボケイターの役割はどれか。
　　1．指示者
　　2．責任者
　　3．代弁者
　　4．調整者　　　　　　　　　　　　　　　　　　解答＿＿＿＿＿＿＿＿＿

（3）患者の権利章典は＿＿＿＿＿＿宣言ともよばれる。
　　1．リスボン
　　2．ヘルシンキ
　　3．ジュネーブ
　　4．ヒポクラテス　　　　　　　　　　　　　　　解答＿＿＿＿＿＿＿＿＿

（4）患者が医療職の指示にどの程度従うのかを示すのはどれか。
　　1．ヘルスプロモーション
　　2．コンプライアンス
　　3．プライマリヘルスケア
　　4．リスクマネジメント　　　　　　　　　　　　解答＿＿＿＿＿＿＿＿＿

3 パターナリズムとはどのような状態をいうか。

解答＿＿＿＿＿＿＿＿＿＿＿＿＿＿＿＿＿＿＿＿＿＿＿＿＿＿＿＿＿＿

第16回 医療・看護に関係する法規①

実施日	月　日	制限時間
正解：	／14問	5分

1 文章を読み、正しいものには〇、誤っているものには×を書きなさい。

（1）医療法には、インフォームドコンセントの義務が示されている。　解答＿＿＿＿＿

（2）健康保険法は、国民皆保険の根拠となっている。　解答＿＿＿＿＿

（3）労働基準法では、労働者への健康診断の実施を義務付けている。　解答＿＿＿＿＿

（4）勤務中の傷病については、労働者災害補償保険法が適用される。　解答＿＿＿＿＿

（5）看護師免許は、居住地の都道府県知事により付与される。　解答＿＿＿＿＿

（6）看護師等の人材確保の促進に関する法律には、資質の向上が記載されている。　解答＿＿＿＿＿

（7）看護師等への無料の職業紹介は、都道府県ナースセンターの業務である。　解答＿＿＿＿＿

（8）都道府県ナースセンターは、訪問看護業務も行う。　解答＿＿＿＿＿

（9）看護師免許の取り消しについては、医療法で規定されている。　解答＿＿＿＿＿

（10）医師の指示があっても、看護師は診断書を交付できない。　解答＿＿＿＿＿

2 つぎの設問に答えなさい。

（1）つぎのうち、労働三法に含まれないものはどれか。

　　　1．労働関係調整法

　　　2．労働安全衛生法

　　　3．労働基準法

　　　4．労働組合法　　　　　　　　　　　　　　　　解答＿＿＿＿＿＿＿

（2）医療提供施設の開設や管理について規定する法律はどれか。

　　　1．医療法

　　　2．健康保険法

　　　3．国民健康保険法

　　　4．建築基準法　　　　　　　　　　　　　　　　解答＿＿＿＿＿＿＿

（3）看護師免許の付与における欠格事由として保健師助産師看護師法に規定されていないものはどれか。

　　　1．大麻の中毒者

　　　2．あへんの中毒者

　　　3．罰金以上の刑に処せられた者

　　　4．伝染性の疾病にかかっている者　　　　　　　解答＿＿＿＿＿＿＿

（4）保健師助産師看護師法で規定されている看護師の義務はどれか。

　　　1．看護師自身の健康の保持増進を図る。

　　　2．看護記録を保存する。

　　　3．業務上知り得た人の秘密を漏らさない。

　　　4．研究をする。　　　　　　　　　　　　　　　解答＿＿＿＿＿＿＿

第17回 医療・看護に関係する法規②

実施日　　月　　日

正解：　／15問

制限時間 5分

1 文章を読み、正しいものには〇、誤っているものには×を書きなさい。

（1）看護研究は看護師の義務として保健師助産師看護師法により
　　　規定されている。　　　　　　　　　　　　　　　　　　　解答＿＿＿＿＿＿＿

（2）看護記録は、法的に5年間の保存が義務付けられている。　　解答＿＿＿＿＿＿＿

（3）診療録は診療終了後、法的に5年間は保存しなければならない。解答＿＿＿＿＿＿＿

（4）看護師の業務従事届は、2年ごとに提出しなければならない。　解答＿＿＿＿＿＿＿

（5）看護師の業務従事届は、厚生労働省に届け出る。　　　　　　解答＿＿＿＿＿＿＿

（6）看護師の守秘義務は、医療法により規定されている。　　　　解答＿＿＿＿＿＿＿

（7）看護職を辞めた後も守秘義務は守らなくてはならない。　　　解答＿＿＿＿＿＿＿

（8）守秘義務に背いた場合には、懲役刑になる場合もある。　　　解答＿＿＿＿＿＿＿

（9）患者の友人に病状を教えるのは守秘義務に反しない。　　　　解答＿＿＿＿＿＿＿

（10）カンファレンスの資料として看護記録をコピーする。　　　　解答＿＿＿＿＿＿＿

2 つぎの設問に答えなさい。

（1）看護記録の保存を規定する法律はつぎのうちどれか。
　　　1．医療法
　　　2．保健師助産師看護師法
　　　3．労働基準法
　　　4．医師法　　　　　　　　　　　　　　　　　　　解答

（2）看護師に対する臨床研修実習の努力義務を規定するのはつぎのうちどれか。
　　　1．医療法
　　　2．保健師助産師看護師法
　　　3．労働基準法
　　　4．看護師等の人材確保の促進に関する法律　　　解答

（3）助産師の守秘義務を規定する法律はつぎのうちどれか。
　　　1．医療法
　　　2．保健師助産師看護師法
　　　3．刑法
　　　4．母子保健法　　　　　　　　　　　　　　　　解答

（4）わが国の令和2年における看護職員の就業者数はどれか。
　　　1．60万人
　　　2．95万人
　　　3．110万人
　　　4．165万人　　　　　　　　　　　　　　　　　解答

3 看護記録に記載間違いがあった場合、どのように訂正するのが適切か。

解答

第18回 看護師の身分と業務

実施日　月　日

正解：／18問

制限時間 5分

1 文章を読み、正しいものには〇、誤っているものには✕を書きなさい。

（1）看護師免許は都道府県知事から与えられる免許である。　　　解答＿＿＿＿

（2）看護師免許は看護師国家試験の合格が決まると自動的に
付与される。　　　解答＿＿＿＿

（3）保健師と助産師の免許の取得には看護師国家試験の合格が
必須である。　　　解答＿＿＿＿

（4）7年以上業務経験のある准看護師は、2年課程通信制による
看護師教育課程を受けることができる　　　解答＿＿＿＿

（5）看護職免許の欠格事由は、免許取得後であれば適用されない。　　　解答＿＿＿＿

（6）助産師や保健師も看護職に含まれる。　　　解答＿＿＿＿

（7）診療の補助は看護師の業務に含まれる。　　　解答＿＿＿＿

（8）看護師は業務独占及び、名称独占の資格である。　　　解答＿＿＿＿

（9）保健師は業務独占の資格である。　　　解答＿＿＿＿

（10）看護職は登録事項に変更が生じた場合、30日以内に届け出る。　　　解答＿＿＿＿

2 文章の空欄を埋めなさい。

（1）医師でなくては行うことのできない医行為を（　　　　　）医行為という。

（2）医師の指示の下で行うことのできる医行為を（　　　　　）医行為という。

（3）（　　　　　）以上の刑に処せられた場合は、看護職の相対的欠格事由に当てはまる。

（4）（　　　　　）、大麻又はあへんの中毒者は看護職の免許を取得できないとされる。

（5）保助看法の第42条の2では、看護職の（　　　　　）義務が規定されている。

3 設問にあてはまる選択肢を選び、記号で答えなさい。

（1）医師の指示があっても看護師が行うことのできない行為はどれか。

解答＿＿＿＿＿＿＿

（2）医師の指示があれば看護師が行うことのできる行為はどれか。

解答＿＿＿＿＿＿＿

（3）医師の指示に関わらず看護師が行うことのできる行為はどれか。

解答＿＿＿＿＿＿＿

【選択肢】
ア．手術の執刀　　イ．食事箋の発行　　ウ．死亡診断書の交付
エ．導尿　　オ．AEDの使用　　カ．胸腔穿刺　　キ．気管挿管
ク．薬剤の処方　　ケ．静脈内注射　　コ．体位変換
サ．輸液速度の設定変更　　シ．清拭　　ス．一時的吸引
セ．静脈血採血　　ソ．末梢静脈路の確保

第19回 医療・看護の機能と役割

実施日　　月　　日　　正解：　／17問　　制限時間 5分

1 文章を読み、正しいものには〇、誤っているものには✕を書きなさい。

（1）チーム医療のメンバーは、医療の国家資格を有する者で構成される。　解答

（2）チーム医療においては、リーダーとなる職種は固定するのがよい。　解答

（3）チーム医療は、ほかの施設との間で構成することもできる。　解答

（4）チーム医療では、メンバー間で情報を共有し意思決定をする。　解答

（5）医療チームが治療方針を決定するときは患者や家族の参加は認めない。　解答

（6）医療チームでは、リーダーを中心にして考えた体制づくりが最も重要である。　解答

（7）医療チームは、診療科の枠を超えて編成することもできる。　解答

（8）医療チーム内では、すべての医療職が対等な立場でなくてはならない。　解答

（9）特定の医療チームには診療報酬が加点されるものもある。　解答

（10）カンファレンスとは、医師が治療方針を決定する検討会のことをいう。　解答

2 説明文にあてはまる看護方式・チームを選択肢より選び、記号を書きなさい。

（1）1人の看護師が1人の患者を入院から退院まで受け持つ。　解答 _____

（2）内容別に分類した看護業務を、複数の看護師が分担して受け持つ。　解答 _____

（3）患者を複数のグループに分け、それぞれを専属の看護チームが受け持つ。　解答 _____

（4）患者の栄養管理に基づく治療や回復を促進するために編成される。　解答 _____

（5）看護師をいくつかの単位に分け、その単位で一定数の患者を受け持つ。　解答 _____

【選択肢】

ア．NST　　イ．RST　　ウ．プライマリーナーシング

エ．モジュール型看護方式　　オ．個別看護方式　　カ．チームナーシング

キ．リエゾンチーム　　ク．機能別看護方式

---

3 つぎの設問に答えなさい。

（1）治療・ケアが疾患別に時系列で示されているものはどれか。

　　1．クリニカルパス

　　2．問題志向型叙述記録

　　3．フォーカスチャーティング

　　4．熱型表　　解答 _____

（2）嚥下訓練において連携する職種で最も適切なのはどれか。

　　1．義肢装具士

　　2．臨床工学士

　　3．言語聴覚士

　　4．歯科技工士　　解答 _____

第20回 医療提供施設

1 文章を読み、正しいものには〇、誤っているものには✕を書きなさい。

（1）病院の管理者は、医師でなければならない。

解答＿＿＿＿＿＿

（2）法的に診療所に入院させることのできる患者数の上限は
20人である。

解答＿＿＿＿＿＿

（3）診療所は、1人以上の入院設備は持たなければならない。

解答＿＿＿＿＿＿

（4）医療法では、患者1人当たりの病床面積は5.6㎡以上と
定められている。

解答＿＿＿＿＿＿

（5）療養施設地域の騒音の環境基準では、夜間は40デシベル以下
とされている。

解答＿＿＿＿＿＿

（6）診療報酬における7対1入院基本料の条件は、患者7人に
対し看護職員1人をいう。

解答＿＿＿＿＿＿

（7）医療法における一般病床の看護職員の総配置基準は
患者5人に対し、看護職員1人である。

解答＿＿＿＿＿＿

（8）助産所は、医療法の定める医療施設に含まれる。

解答＿＿＿＿＿＿

（9）助産所が妊産婦や褥婦を入所させることができるのは
10人までである。

解答＿＿＿＿＿＿

（10）介護老人保健施設では、介護や日常生活援助のほかに
リハビリも行われる。

解答＿＿＿＿＿＿

2 つぎの設問に答えなさい。

（1）つぎのうち、病床区分の種別に含まれないものはどれか。

1．一般病床

2．介護病床

3．精神病床

4．結核病床　　　　　　　　　　　　　　　解答＿＿＿＿＿＿

（2）介護老人保健施設の設置目的が定められている法律はどれか。

1．健康保険法

2．介護保険法

3．老人福祉法

4．地域保健法　　　　　　　　　　　　　　解答＿＿＿＿＿＿

（3）つぎの説明で正しいものはどれか。

1．特定機能病院は500人以上の患者を入院させる設備を有する。

2．助産所の管理者は医師でなくてはならない。

3．診療所には地域の医療従事者を研修させる能力が求められる。

4．介護老人保健施設には、要介護認定を受けた者しか入所できない。

解答＿＿＿＿＿＿

（4）令和3年末時点での日本国内の病院数（診療所を除く）に最も近いものはどれか。

1．4,700施設

2．6,500施設

3．8,200施設

4．12,000施設　　　　　　　　　　　　　解答＿＿＿＿＿＿

第21回 人間の特性と患者の欲求

実施日　　月　　日

正解：　／18問

制限時間 5分

1 文章を読み、正しいものには〇、誤っているものには×を書きなさい。

（1）キュブラー・ロスによる死にゆく人の心理過程の第1段階は、
死ぬことへの「怒り」である。　　　　　　　　　　　　　解答

（2）キュブラー・ロスによる死にゆく人の心理過程では、
「取り引き」が第3段階となる。　　　　　　　　　　　解答

（3）キュブラー・ロスによる死にゆく人の心理過程は、必ず
第1〜5段階の順に進む。　　　　　　　　　　　　　　解答

（4）フィンクの危機モデルの第1段階は「衝撃」である。　　解答

（5）フィンクの危機モデルの第4段階は「承認」である。　　解答

（6）ションツは、危機的状況での心理過程を5段階で示した。　解答

（7）最優先で対応すべき患者の欲求は、より高次の欲求である。　解答

（8）睡眠の欲求は社会的欲求である。　　　　　　　　　　　解答

（9）ヘンダーソンは基本的ニードとして14の要素を挙げた。　解答

（10）最先端の高度医療は患者のQOLを高める。　　　　　　解答

43

2 マズローの基本的欲求階層論について、図の空欄をすべて埋めなさい。

高次の欲求

(①) の欲求
(②) の欲求
(③) の欲求
(④) の欲求
生 理 的 欲 求

低次の欲求

解答

① _____

② _____

③ _____

④ _____

3 つぎの設問に答えなさい。

（1）社会的欲求はつぎのうちどれか。

　　1．会社組織の一員として働きたい。

　　2．病気の苦痛から解放されたい。

　　3．十分に眠りたい。

　　4．おいしいものを食べたい。　　　　　　　　　　　　解答 _____

（2）自己実現の欲求を充足するための行動はどれか。

　　1．退院して自宅に戻る。

　　2．トイレまで一人で行って排泄できる。

　　3．資格を取って海外の病院で働く。

　　4．精密検査で異常がないことを知る。　　　　　　　　解答 _____

（3）QOLを評価する上で最も重要なのはどれか。

　　1．患者の家族の意向

　　2．延命による生存期間の延長

　　3．在院日数の短縮

　　4．患者本人の満足度　　　　　　　　　　　　　　　　解答 _____

（4）つぎのうち、スピリチュアルな苦痛はどれか。

　　1．自分のこれからの人生を悲観する。

　　2．術後の創部に痛みがある。

　　3．療養中に会社に迷惑をかけていることへの罪悪感。

　　4．治療薬の副作用に対する不安。　　　　　　　　　　解答 _____

第22回 人間の成長と発達①
胎児期の特徴

実施日　　月　　日

正解：　／14問

制限時間 5分

1 文章を読み、正しいものには○、誤っているものには×を書きなさい。

（1）受精後8週を過ぎた頃から胎児とよばれるようになる。　　　解答 _____

（2）胎児の性別が判別できるようになるのは20週を過ぎてから
　　　である。　　　解答 _____

（3）心臓の拍動が確認できるのは、妊娠6週頃である。　　　解答 _____

（4）妊娠16週頃になると胎児は2頭身ほどに成長する。　　　解答 _____

（5）分娩時の胎児はおよそ4頭身ほどに成長している。　　　解答 _____

（6）妊娠10週頃の胎児では、腎臓がおもな造血機能を担う。　　　解答 _____

（7）尿の生成は、妊娠12週頃には始まっている。　　　解答 _____

（8）胎児の血液のガス交換はおもに肺で行われる。　　　解答 _____

（9）胎盤が完成する頃には胎児は30cmほどに成長する。　　　解答 _____

（10）在胎34週頃には、肺サーファクタントの分泌により胎児の
　　　肺機能は成熟する。　　　解答 _____

2 つぎの設問に答えなさい。

（1）妊娠末期における胎児心拍数（bpm）はどれくらいが正常か。
    1．40 ～ 60
    2．60 ～ 90
    3．90 ～ 110
    4．110 ～ 140　　　　　　　　　　　　　　　解答＿＿＿＿＿＿＿＿＿

（2）胎児の右心房と左心房をつなぐ機能をもつのはどれか。
    1．卵円孔
    2．動脈管
    3．アランチウス管
    4．臍帯　　　　　　　　　　　　　　　　　　解答＿＿＿＿＿＿＿＿＿

（3）胎児の血液循環で最も酸素飽和度の高い血液が流れるのはどれか。
    1．臍動脈
    2．臍静脈
    3．静脈管
    4．動脈管　　　　　　　　　　　　　　　　　解答＿＿＿＿＿＿＿＿＿

（4）つぎの説明で誤っているものはどれか。
    1．胎児の成長は子宮内でおよそ280日続く。
    2．母体から胎児への感染を水平感染という。
    3．飲酒は胎児の発育に影響を及ぼすことがある。
    4．妊娠25週頃の胎児は皮下脂肪が少なく老人様顔貌をしている。

    　　　　　　　　　　　　　　　　　　　　　　解答＿＿＿＿＿＿＿＿＿

第23回 人間の成長と発達② 新生児期・乳児期の特徴

実施日	月	日	制限時間
正解：	/14問		5分

1 文章を読み、正しいものには〇、誤っているものには×を書きなさい。

（1）カウプ指数は、体重（g）÷身長（cm）で求める。　解答

（2）乳児の発達には、末梢から身体の中心へと進む方向性がある。　解答

（3）乳児期には神経系の発達はほとんどみられない。　解答

（4）生後6ヶ月児で首がすわらない場合には、発達の遅れを疑う。　解答

（5）生後8ヶ月児でつかまり立ちができなくても発達遅滞とは
　　　いえない。　解答

（6）生後6ヶ月になれば、寝返りをうつことができる。　解答

（7）生後6～7ヶ月頃になると親と見知らぬ人を区別し、
　　　人見知りをする。　解答

（8）標準的な発育であれば、生後3ヶ月頃には、体重が出生時の
　　　2倍となる。　解答

（9）乳児でIgG抗体が最も少なくなる時期は、生後3～6ヶ月頃
　　　である。　解答

（10）出生時体重が2,000g未満の児を低出生体重児という。　解答

2 つぎの設問に答えなさい。

（1） 乳児期に顕著な特徴はどれか。

1． 第一次反抗期

2． 自我同一性の確立

3． 分離不安

4． ギャングエイジ

解答　＿＿＿＿＿＿

（2） 出生時からみられ、生後3ヶ月頃に消失する反射はどれか。

1． モロー反射

2． バビンスキー反射

3． 足踏み反射

4． パラシュート反射

解答　＿＿＿＿＿＿

（3） 体重1kg当たり、乳児に必要な1日の水分量はどれくらいか。

1． 30 ～ 50ml

2． 80 ～ 100ml

3． 120 ～ 150ml

4． 180 ～ 200ml

解答　＿＿＿＿＿＿

（4） つぎの説明で正しいものはどれか。

1． 乳児は成人と比較して体温が低い。

2． 1分間の呼吸数や心拍数は成人に比べて少ない。

3． 乳歯は生後3ヶ月頃から生え始める。

4． 月齢が小さいほど乳児の1日あたりの体重増加量は大きい。

解答　＿＿＿＿＿＿

第24回 人間の成長と発達③ 幼児期の特徴

実施日　　月　　日

正解：　／14問

制限時間 5分

1 文章を読み、正しいものには〇、誤っているものには✕を書きなさい。

（1）5歳児で2本の線の長いほうが選べない場合には、発達遅滞を
　　　疑う。　　　　　　　　　　　　　　　　　　　　　　　　　　　解答

（2）3歳になれば三角形を描き写すことができるようになる。　　　　解答

（3）2歳児では二語文を話すことはできない。　　　　　　　　　　　解答

（4）3歳で両親の名前が言えなくても発達遅滞とはいえない。　　　　解答

（5）5歳児はスキップができる。　　　　　　　　　　　　　　　　　解答

（6）丸を描けるようになるのは、四角を描けるようになった後
　　　である。　　　　　　　　　　　　　　　　　　　　　　　　　解答

（7）1歳頃からは喃語を話すようになる。　　　　　　　　　　　　　解答

（8）本のページをめくれるようになるのは2歳くらいである。　　　　解答

（9）3歳頃の児では、自分の性別を認識し、行動に現れるように
　　　なる。　　　　　　　　　　　　　　　　　　　　　　　　　　解答

（10）はさみを使えるようになるのは5歳くらいからである。　　　　解答

2 つぎの設問に答えなさい。

（1）パーセンタイル値についての説明で誤っているものはどれか。

1．全体を100として小さいほうから何番目かを示す数値である。

2．10パーセンタイル未満の場合には、経過観察となる。

3．97パーセンタイルを超える場合にも、経過観察の対象となる。

4．基準の範囲内でも成長が停滞していれば精密検査の対象となる。

解答＿＿＿＿＿＿＿＿

（2）カウプ指数が基準値の範囲内なのはどれか。

1．12

2．18

3．24

4．30

解答＿＿＿＿＿＿＿＿

（3）幼児期の発育についての説明で正しいものはどれか。

1．身長は3歳半〜4歳頃に出生時のおよそ2倍となる。

2．通常、4歳頃の体重は出生時体重のおよそ3倍である。

3．大泉門は、多くの児で3歳頃に閉鎖する。

4．5〜6歳頃の脳重量は、成人の50％ほどに達する。

解答＿＿＿＿＿＿＿＿

（4）幼児期の発育についての説明で誤っているものはどれか。

1．一般的に乳歯は2〜3歳頃には生えそろう。

2．生えそろった乳歯は全部で20本である。

3．2歳頃からは頭位よりも胸囲の方が大きくなる。

4．幼児期の呼吸数は、毎分40回程度が基準である。

解答＿＿＿＿＿＿＿＿

第25回 人間の成長と発達④ 学童期の特徴

実施日　　月　　日

制限時間 5分

正解：　／14問

1 文章を読み、正しいものには○、誤っているものには×を書きなさい。

（1）ローレル指数が120の場合、肥満とされる。

解答＿＿＿＿＿

（2）小学校就学から第二次性徴の出現までを学童期という。

解答＿＿＿＿＿

（3）小学校高学年では、女子の身長の平均値は男子を上回る。

解答＿＿＿＿＿

（4）幼児期と比較すると学童期は収縮期血圧が低下する。

解答＿＿＿＿＿

（5）学童期では、胸式呼吸から腹式呼吸となる。

解答＿＿＿＿＿

（6）学童期は、幼児期と比べて心拍数は減少する。

解答＿＿＿＿＿

（7）学童期には、跳躍や疾走などの運動能力が著しく発達する。

解答＿＿＿＿＿

（8）エリクソンによると、学童期は「基本的信頼の獲得」が課題である。

解答＿＿＿＿＿

（9）学童期では1日に体重1kgあたり60～80mlの水分が必要とされる。

解答＿＿＿＿＿

（10）小児期のうち最も身長・体重の発育速度が速い時期が学童期である。

解答＿＿＿＿＿

2 つぎの設問に答えなさい。

（１）永久歯がすべて生えそろうと何本か。

1. 20本
2. 24本
3. 32本
4. 34本

解答＿＿＿＿＿＿＿＿＿

（２）学童期の特徴で誤っているものはどれか。

1. 脊柱側弯症が起こりやすい時期である。
2. 視力低下が学童期でもみられ、近年低年齢化が進んでいる。
3. 近年は、学童期の齲歯が急激に増加している。
4. 近年、１人で食事をする学童は増えている。

解答＿＿＿＿＿＿＿＿＿

（３）学童期前半にみられる特徴はどれか。

1. 周囲の友人よりも親や先生などから認められたい。
2. 性別による遊びの違いが顕著に現れる。
3. 抽象的な思考が中心となる。
4. 家族よりも友だちを大事にし、集団で行動する。

解答＿＿＿＿＿＿＿＿＿

（４）学童期の正常な脈拍数はどれか。

1. 60〜80回／分
2. 80〜100回／分
3. 110〜130回／分
4. 120〜140回／分

解答＿＿＿＿＿＿＿＿＿

第26回 人間の成長と発達⑤ 思春期の特徴

1 文章を読み、正しいものには〇、誤っているものには✕を書きなさい。

（1）思春期の子は、親からの干渉を嫌うようになることが多い。

解答＿＿＿＿＿＿＿

（2）思春期には、情緒的に安定し、穏やかになる傾向がある。

解答＿＿＿＿＿＿＿

（3）依存と独立というアンビバレントな感情を持つのは思春期の
特徴である。

解答＿＿＿＿＿＿＿

（4）思い通りにならないと泣き叫ぶのは、思春期特有の感情表現
である。

解答＿＿＿＿＿＿＿

（5）思春期は、異性に対する関心が最も低くなる時期である。

解答＿＿＿＿＿＿＿

（6）思春期における友人との付き合いは、性格が合うなどの
内面的な方向へ変化する。

解答＿＿＿＿＿＿＿

（7）思春期には、骨端線の閉鎖が起こる。

解答＿＿＿＿＿＿＿

（8）思春期は、一生のうち最も骨密度が高い時期とされる。

解答＿＿＿＿＿＿＿

（9）エリクソンは、思春期の課題としてアイデンティティの
確立を挙げた。

解答＿＿＿＿＿＿＿

（10）二次性徴は特定の身長になることで発現する。

解答＿＿＿＿＿＿＿

2 つぎの設問に答えなさい。

（1）第二次性徴に関する説明で誤っているものはどれか。

　　　1．一般的に男子よりも女子の方が早く出現する。

　　　2．一般的に初経の発来後に乳房が発育する。

　　　3．体脂肪や体重が増加する傾向にある。

　　　4．男子では精通がみられる。　　　　　　　　　　　解答＿＿＿＿＿＿＿

（2）思春期の頃に分泌が増加するホルモンに含まれないものはどれか。

　　　1．アンドロゲン

　　　2．エストロゲン

　　　3．卵胞刺激ホルモン

　　　4．オキシトシン　　　　　　　　　　　　　　　　　解答＿＿＿＿＿＿＿

（3）つぎのうち、初経を発来させるホルモンはどれか。

　　　1．パラトルモン

　　　2．エストロゲン

　　　3．カルシトニン

　　　4．副腎皮質ホルモン　　　　　　　　　　　　　　　解答＿＿＿＿＿＿＿

（4）思春期の特徴として最も当てはまるものはどれか。

　　　1．第一反抗期

　　　2．ギャングエイジ

　　　3．心理的離乳

　　　4．分離不安　　　　　　　　　　　　　　　　　　　解答＿＿＿＿＿＿＿

第27回 人間の成長と発達⑥ 成人期の特徴

実施日　月　日
正解：　／14問
制限時間 5分

1 文章を読み、正しいものには〇、誤っているものには✕を書きなさい。

（1）壮年期にくらべ青年期は基礎代謝量が少ない時期である。　解答

（2）生活習慣病は成人期において出現しやすい。　解答

（3）健康な成人では、血液中で最も多い抗体はIgGである。　解答

（4）一般的に壮年期では、瞬発力や持久力の上昇がみられる。　解答

（5）仕事をしていないと落ち着かない状態をモラトリアム症候群という。　解答

（6）日本人女性では、平均的に更年期障害が65歳頃に現れる。　解答

（7）更年期障害は女性にのみ起こる。　解答

（8）更年期の女性では、卵胞刺激ホルモン（FSH）の分泌が減少する。　解答

（9）更年期障害により、血液中のエストロゲン濃度は上昇する。　解答

（10）更年期障害によって、女性では骨粗しょう症が起こりやすくなる。　解答

2 つぎの設問に答えなさい。

（1）エリクソンによる発達段階で成人初期の危機はどれか。

    1．親密性対孤立性

    2．自律性対恥・疑惑

    3．勤勉性対劣等感

    4．基本的信頼対基本的不信　　　　　　　　　　解答＿＿＿＿＿＿

（2）成人期の特徴として誤っているものはどれか。

    1．様々な社会的役割・課題を担い、個性の充実化を果たす。

    2．家庭の維持・管理にあたり、生殖性を発揮する。

    3．心身の衰えを感じ、自分に対する自信が揺らぐ。

    4．人生経験を重ねて備わる英知によりさまざまな喪失体験を乗り越える。

                           解答＿＿＿＿＿＿

（3）女性の更年期障害に最も関与するホルモンはどれか。

    1．成長ホルモン

    2．性ホルモン

    3．甲状腺ホルモン

    4．副腎皮質ホルモン　　　　　　　　　　　　　解答＿＿＿＿＿＿

（4）閉経前と比べ閉経後に分泌が低下するホルモンはどれか。

    1．黄体形成ホルモン

    2．卵胞ホルモン

    3．抗利尿ホルモン

    4．副腎皮質刺激ホルモン（ACTH）　　　　　　解答＿＿＿＿＿＿

第28回 人間の成長と発達⑦ 老年期の特徴

実施日	月	日	制限時間
正解：	/14問		5分

1 文章を読み、正しいものには○、誤っているものには×を書きなさい。

（1）老年期には、明暗の変化に順応しやすくなる。　　　　　解答＿＿＿＿＿＿

（2）老年期の聴力低下は、低音域から始まる。　　　　　　　解答＿＿＿＿＿＿

（3）老年期は視野が縮小する傾向にある。　　　　　　　　　解答＿＿＿＿＿＿

（4）老年期では、体温調節機能の低下がみられる。　　　　　解答＿＿＿＿＿＿

（5）老年期の特徴として、尿量の増加が挙げられる。　　　　解答＿＿＿＿＿＿

（6）老年期になると、唾液の分泌量は増加する。　　　　　　解答＿＿＿＿＿＿

（7）高齢者では伝音性難聴より感音性難聴が起こりやすい。　解答＿＿＿＿＿＿

（8）高齢者では身体の総水分量が減少する。　　　　　　　　解答＿＿＿＿＿＿

（9）加齢によって、高齢者では記銘力の低下がみられる。　　解答＿＿＿＿＿＿

（10）老年期では、外来抗原に対する抗体産生の亢進がみられる。　解答＿＿＿＿＿＿

2 つぎの設問に答えなさい。

（1）エリクソンによる老年期の課題として正しいのはどれか。

    1．基本的信頼を獲得して自己肯定感を育む。

    2．自主性を養い、罪悪感を克服する。

    3．絶望を克服し、英知を獲得する。

    4．勤勉性を獲得し、劣等感を克服する。　　　　　　　解答 _____

（2）加齢によって老年期に上昇するのはどれか。

    1．腎血流量

    2．最大換気量

    3．神経伝達速度

    4．空腹時血糖　　　　　　　　　　　　　　　　　解答 _____

（3）加齢によって老年期に低下するのはどれか。

    1．味覚の感度

    2．収縮期血圧

    3．嗅覚の閾値

    4．コルチゾールの分泌　　　　　　　　　　　　　解答 _____

（4）高齢者の歩行の特徴として誤っているものはどれか。

    1．すり足歩行になりやすい。

    2．後傾姿勢になりやすい。

    3．歩行の際、左右の足の幅が狭くなる。

    4．上肢の振りが小さくなる。　　　　　　　　　　解答 _____

第29回 受精と胎児の発生

実施日	月　日	制限時間
正解：	／14問	5分

1 文章を読み、正しいものには〇、誤っているものには✕を書きなさい。

（1）精子の性染色体は、X染色体とY染色体の2種類である。　　　　解答

（2）精子や卵子は減数分裂によってつくられる。　　　　解答

（3）精子は運動能力を有する。　　　　解答

（4）精子の受精能は、射精後、およそ6時間である。　　　　解答

（5）受精後、およそ12週を経過したころから胎児とよばれる。　　　　解答

（6）受精後から着床開始まではおよそ6日である。　　　　解答

（7）受精卵は、卵管から子宮に移動するときには分裂しない。　　　　解答

（8）受精後8週までは、催奇形因子の影響は受けにくい。　　　　解答

（9）受精卵の着床をもって妊娠の成立とする。　　　　解答

（10）受精が成立しない場合、卵胞は黄体を経て白体となる。　　　　解答

2 つぎの設問に答えなさい。

（1）受精卵の正常な着床部位はどこか。

　　1．卵管采

　　2．子宮内膜

　　3．卵管膨大部

　　4．腟　　　　　　　　　　　　　　　　　　　　解答＿＿＿＿＿＿

（2）通常、精子と卵子が受精を行うのはどこか。

　　1．卵管膨大部

　　2．卵管峡部

　　3．子宮底

　　4．腟　　　　　　　　　　　　　　　　　　　　解答＿＿＿＿＿＿

（3）排卵後の卵子の受精能はどれくらいか。

　　1．2時間以内

　　2．12時間以内

　　3．12〜24時間

　　4．24〜48時間　　　　　　　　　　　　　　　　解答＿＿＿＿＿＿

（4）受精からもっとも日数が経過した状態はどれか。

　　1．4細胞期

　　2．8細胞期

　　3．胞胚

　　4．桑実胚　　　　　　　　　　　　　　　　　　解答＿＿＿＿＿＿

第30回 正常な妊娠と胎児の発育

実施日　　月　　日	制限時間
正解：　／14問	5分

1 文章を読み、正しいものには○、誤っているものには✕を書きなさい。

（1）尿の妊娠反応が陽性を示すと妊娠の確定となる。　　　解答 _____

（2）妊娠により、プロゲステロンの分泌は消失する。　　　解答 _____

（3）胎盤の基底脱落膜は、母体由来である。　　　解答 _____

（4）胎盤が完成する妊娠週数は、およそ24週である。　　　解答 _____

（5）妊娠後期では、胎盤の重量は200gほどである。　　　解答 _____

（6）羊水の量は、妊娠7カ月頃が最大となる。　　　解答 _____

（7）正常な場合、妊娠5週で超音波により胎嚢が観察できる。　　　解答 _____

（8）妊娠期間中の体重増加は、7〜12kg程度が適切である。　　　解答 _____

（9）妊婦の飲酒は、胎児の発育に影響を及ばす。　　　解答 _____

（10）妊娠期の喫煙は、流・早産のリスクを高める。　　　解答 _____

2 つぎの設問に答えなさい。

（1）つぎのうち、妊娠の確定診断に用いられるのはどれか。

1．hCG

2．エストロゲン

3．プロラクチン

4．オキシトシン　　　　解答＿＿＿＿＿＿

（2）免疫グロブリンのうち、胎盤を通過できるのはどれか。

1．IgA

2．IgE

3．IgG

4．IgM　　　　解答＿＿＿＿＿＿

（3）胎児の頭部が子宮口に最も近い胎位はどれか。

1．骨盤位

2．頭位

3．斜位

4．横位　　　　解答＿＿＿＿＿＿

（4）胎児の状態で正常ではないのはどれか。

1．心拍数が毎分150回である。

2．超音波ドップラー法で妊娠６週の胎児心音が聴取できない。

3．妊娠８週で心拍動が確認できない。

4．妊娠20週で胎動が初めて感じられた。　　　　解答＿＿＿＿＿＿

第31回　正常な分娩

1　文章を読み、正しいものには〇、誤っているものには✕を書きなさい。

（1）ヒトの場合、最終月経を初日とすると分娩予定日は240日目となる。　　　　　解答＿＿＿＿＿＿

（2）妊娠36週での分娩は、正期産とされる。　　　　　解答＿＿＿＿＿＿

（3）妊娠42週以降の分娩は、過期産とされる。　　　　　解答＿＿＿＿＿＿

（4）多胎分娩とは、3人以上の児の分娩をいう。　　　　　解答＿＿＿＿＿＿

（5）陣痛が来た時点で分娩開始となる。　　　　　解答＿＿＿＿＿＿

（6）子宮口全開大から胎児娩出までを分娩第2期という。　　　　　解答＿＿＿＿＿＿

（7）分娩第1期には、発露や排臨が起こる。　　　　　解答＿＿＿＿＿＿

（8）分娩終了から2時間経過するまでを分娩第4期という。　　　　　解答＿＿＿＿＿＿

（9）予定された帝王切開分娩は、正常分娩である。　　　　　解答＿＿＿＿＿＿

（10）分娩第1期となったら、妊婦に努責を促す。　　　　　解答＿＿＿＿＿＿

2　つぎの設問に答えなさい。

（1）分娩の3要素ではないものはどれか。

　　　1．産道

　　　2．陣痛

　　　3．娩出力

　　　4．娩出物（胎児ならびに付属物）　　　　　　　　　解答＿＿＿＿＿＿＿＿

（2）分娩誘発の指標とされるのはどれか。

　　　1．アプガースコア

　　　2．ビショップスコア

　　　3．フリードマン曲線

　　　4．スキャモン曲線　　　　　　　　　　　　　　　　解答＿＿＿＿＿＿＿＿

（3）適時破水とされるのはどれか。

　　　1．分娩開始前

　　　2．分娩開始後で子宮口全開大の前

　　　3．子宮口全開大の時点

　　　4．胎児の娩出後　　　　　　　　　　　　　　　　　解答＿＿＿＿＿＿＿＿

（4）陣痛周期を表すのはどれか。

　　　1．陣痛発作の開始から終了まで

　　　2．陣痛発作の開始からつぎの発作の開始まで

　　　3．陣痛発作の終了からつぎの発作の開始まで

　　　4．陣痛が最も強い時点から発作の終了まで　　　　　解答＿＿＿＿＿＿＿＿

実施日	月	日	制限時間
正解：　／14問			5分

1 文章を読み、正しいものには〇、誤っているものには×を書きなさい。

（1）子宮は、産後8週ごろに妊娠前の大きさに戻る。　　解答＿＿＿

（2）正常な子宮復古では、子宮底の高さは下降する。　　解答＿＿＿

（3）正常な場合、赤色悪露は、産後2〜3日までみられる。　　解答＿＿＿

（4）黄色悪露がみられる場合には、子宮内の感染を疑う。　　解答＿＿＿

（5）分娩後2週を経過しても悪露が消失しない場合には、異常を疑う。　　解答＿＿＿

（6）乳房緊満を訴える褥婦には、授乳を禁止する。　　解答＿＿＿

（7）分娩後はすぐに入浴が可能である。　　解答＿＿＿

（8）産褥期には、避妊の必要はない。　　解答＿＿＿

（9）産褥体操は、子宮収縮を促進する効果がある。　　解答＿＿＿

（10）マタニティブルーズは、たいていは一過性のものである。　　解答＿＿＿

2 つぎの設問に答えなさい。

（1）産褥期の子宮収縮を促すのはどれか。

　　　1．温罨法

　　　2．安静臥床

　　　3．直接授乳

　　　4．外陰部洗浄　　　　　　　　　　　　　　　解答＿＿＿＿＿＿

（2）産褥期を表すのはどれか。

　　　1．分娩後2〜3日

　　　2．分娩後2〜4週間

　　　3．分娩後6〜8週間

　　　4．分娩後3〜4ヶ月　　　　　　　　　　　　解答＿＿＿＿＿＿

（3）つぎのうち、産褥期の進行性変化はどれか。

　　　1．子宮復古

　　　2．乳汁分泌

　　　3．心拍出量の減少

　　　4．糸球体濾過値の減少　　　　　　　　　　　解答＿＿＿＿＿＿

（4）乳児の吸啜刺激により分泌が増えるのはどれか。

　　　1．オキシトシン

　　　2．エストロゲン

　　　3．プロゲステロン

　　　4．バソプレシン　　　　　　　　　　　　　　解答＿＿＿＿＿＿

第33回 人間の死

実施日　月　日
正解：／12問
制限時間 5分

1 死の三徴候を３つ書きなさい。

① (　　　　　　　　) の停止

② (　　　　　　　　) の停止

③ (　　　　　　　　) の停止

2 つぎの設問に答えなさい。

（1）死の三徴候に基づいて観察するのはどれか。

1. 腹壁反射
2. 対光反射
3. 輻輳反射
4. 深部腱反射

解答＿＿＿＿＿＿

（2）死の三徴候に基づいて観察するのはどれか。

1. 徐脈
2. 呼名反応の消失
3. 瞳孔散大
4. 筋肉の硬直

解答＿＿＿＿＿＿

3 つぎの設問に答えなさい。

（1）脳死の判定基準について、各項目の空欄をすべて埋めなさい。

①深い [　　　　　　　　　　　]

②[　　　　　　　　　　　] の散大と固定

③[　　　　　　　　　　] 反射の消失

④平坦な [　　　　　　　　　　]

⑤[　　　　　　　　　] 停止

⑥上記の5つの判定を [　　　　　　　　　　] 時間以上経過した後にもう
　一度行う（成人の場合）

（2）つぎの説明で、正しいものを3つ選び、記号を書きなさい。

ア．脳死判定は、2回目の判定の終了時刻が死亡時刻となる。

イ．脳死判定は、臓器移植に関わる医師により行われる。

ウ．脳の専門医であれば、1人で脳死判定を行うことができる。

エ．小児の脳死判定の場合、2回目の判定は24時間を空けて行う。

オ．脳死下での臓器移植は15歳以上から可能である。

カ．脳死した本人の意思が不明な場合は家族の承諾で臓器提供できる。

キ．3－3－9度方式でⅢ-100は脳死の基準に当てはまる。

解答＿＿＿＿＿＿＿＿

第1回　人口静態①　日本の人口

（1）3

解説 わが国の総人口は、令和3年（2021年）の人口推計によると、およそ1億2550万人となっています。また男性よりも女性の方が多くなっています。

（2）2

解説 わが国では65歳以上を高齢者としています。総人口に対する高齢者の割合を高齢化率といいます。令和3年（2021年）の人口推計によると、高齢化率は28.9％で、上昇傾向です。ちなみに平成が始まったころは12％程度でした。

（3）3

解説 15〜64歳までの人口を生産年齢人口といいます。令和3年（2021年）の人口推計では、59.4％となっており、高齢者人口と反対にこちらは近年減少傾向です。生産年齢人口については、かつてにくらべて高校や大学への進学率が著しく上昇し、また高齢でも健康で働き続ける世代も増えていることから、生産年齢を18〜74歳に変えようという議論もあります。

（4）1

解説 0〜14歳までの人口が年少人口です。令和3年（2021年）の人口推計では、11.8％となっ

ており、少子化が社会問題です。

（5）4

解説 15歳以上人口のうち、就業者と完全失業者の合計が労働力人口で、令和3年（2021年）の労働力調査によると、男女合わせておよそ6860万人です。

（6）3

解説 総人口のうち労働力人口が占める割合は、令和3年（2021年）で62.1％です。また完全失業率は同時点で2.8％となっています。

（7）1

解説 生産年齢人口が扶養する年少人口と老年人口、すなわち生産年齢以外の人口の合計が従属人口です。令和3年（2021年）では生産年齢人口に対する従属年齢人口の比率（従属人口指数）は68.5％と上昇傾向にあり、社会保障制度の維持などが問題となっています。

（8）3

解説 平成29年の推計によると、2035年の高齢化率は32.8％です。さらに2065年には38.4％と推計されています。

（9）4

解説 2065年には、人口が現在の7割程度の約

8800万人になると推計されています。従属人口を生産年齢人口で割って求める従属人口指数は2065年には94.5％とされています。これは、生産年齢人口と扶養される人口がほぼ1：1となることを表しています。年少人口も今後減少するとみられ、2065年には10.2％と推計されています。

第2回　人口静態②　日本の世帯

（1）4

解説　令和元年（2019年）の国民生活基礎調査によると、世帯総数は5,178万5千です。少子化ではありますが、核家族化が進み、世帯数はかつてに比べて少しずつ増加してきました。

（2）4

解説　令和元年（2019年）では、世帯構造で最も多いのが、初めて単独世帯となりました。その次に夫婦と未婚の子のみの世帯、そして夫婦のみの世帯と続きます。

（3）4

解説　令和元年（2019年）では、三世代世帯が最も少なくなっています。その次に少ないのがひとり親と未婚の子のみの世帯、すなわち母子家庭、父子家庭です。母子家庭や父子家庭は増加傾向ですが、三世代世帯は減少傾向です。

（4）3

解説　令和元年（2019年）では、総世帯数における核家族世帯の割合は59.8％です。平成に入ってからは大きな変動はありませんでした。

（5）4

解説　令和元年（2019年）では、単独世帯の割合は28.8％で、少しずつ増加しています。未婚率や離婚率の上昇などがその原因として挙げられます。

（6）4

解説　令和元年（2019年）では、65歳以上の高齢者のいる世帯は49.4％となっています。三世代世帯が減少傾向にある中、高齢者の一人暮らしや高齢者夫婦、または高齢の親子などが増えていることがわかります。

（7）3

解説　高齢者のいる世帯でも、特に単独世帯、すなわちお年寄りの一人暮らしが目立って増えています。

（8）3

解説　近年では、母子家庭や父子家庭は増加傾向です。

（9）1

解説　令和元年（2019年）では、高齢者のいる世帯で最も多いのは夫婦のみの世帯です。高齢者の一人暮らしや夫婦のみの世帯、または高齢の親と未婚の子が増える中、孤独死や老々介護、子による親への虐待などが問題となっています。

第3回　人口動態①　出生の動向

（1）1

解説　令和3年（2021年）の人口動態統計によると、出生数は81万1600人ほどで、2015年を境に100万人を下回っています。

（2）2

解説　出生率は、一定の人口に対する出生数の割合を示すもので、人口千対で表されます。

（3）2

解説　人口を維持するためのボーダーラインは2.07などといわれますが、現在の日本はそれを大きく下回っています。

（4）2

解説　晩婚化や高齢出産の傾向などが年齢階級別出生率に現れています。

（5）4

解説　令和3年（2021年）では、年齢階級別出

生率が最も高いのは 30 ～ 34 歳、最も低いのは 45
～ 49 歳でした。

（6）1
解説　合計特出生率は、1 人の女性が一生に産む
子どもの数を示すもので、15 ～ 49 歳の女性の年
齢別出生率を合計して算出します。

（7）4
解説　女性の社会進出などにより、晩婚化と合わ
せ、夫婦が結婚してから第一子を出産するまでの期
間もかつてに比べて伸びています。

（8）1
解説　総再生産率とは、母親の年齢別出生率を女
児だけについて合計したものをいいます。この数値
が 1 以上であれば将来的に国の人口は増加するとさ
れています。問題文の時点では 0.65 でした。

（9）3
解説　合計特殊出生率は、ここ 10 年間では大き
な変動はありませんでしたが、依然として低い数字
であり、ここ数年はまた減少傾向です。母親の第一
子を出産する年齢は上昇傾向にあります。近年では、
死亡数が出生数を上回っています。

第 4 回　人口動態②　死亡と寿命

❶

（1）4
解説　令和 3 年（2021 年）における死亡数は
143 万 9809 人で、高齢者の増加に伴い増加傾向に
あります。

（2）2
解説　高齢化とともに、死亡率は死亡数と同様に
近年では上昇傾向にあります。

（3）3
解説　医療の進歩に伴い平均寿命は延びていますが、同時に高齢者の増加も進んでいるため、死亡数
は増加傾向にあります。死亡率は男性よりも女性の
方が低くなっています。令和 3 年（2021 年）では、
男性 12.4 に対し、女性 11.1 です。0 ～ 4 歳は出生
前後で抵抗力も弱く急変などが起こりやすいため、
死亡率は若干高くなっていますが、最も高いのは
80 歳以上です。

（4）3
解説　2021 年では、死因の第 1 位は悪性新生物
（がん）、第 2 位は心疾患、そして第 3 位が脳血管疾
患を抜いて老衰となっています。

（5）4
解説　死亡総数に対し、悪性新生物による死亡の
割合は、令和 3 年（2021 年）で 26.5％となって
います。死因第 2 位の心疾患は 14.9％、第 4 位の
脳血管疾患は 7.3％です。

（6）2
解説　令和 3 年（2021 年）における悪性新生物
による死亡は、男女によって部位に差異がみられま
す。男性では胃がんが減少し、今では肺がん（気管・
気管支含む）が 1 位、大腸がんが 2 位、胃がんが 3
位です。胃がんは減少傾向にありますが、大腸がん
は増加傾向にあります。

（7）4
解説　令和 3 年（2021 年）における悪性新生物
による死亡は、女性では大腸がんが 1 位になってい
ます。2 位が肺がん、3 位が膵がん、そして僅差で
乳がん、胃がんと続きます。

（8）2
解説　令和 2 年（2020 年）では、男性の平均寿
命は 81.56 と最高を更新しています。平均寿命とは、
その年に生まれた 0 歳児の平均余命を表します。

（9）4
解説　令和 2 年（2020 年）では、女性の平均寿
命は 87.71 と、男性同様に最高を更新しています。

第5回　人口動態③　周産期と小児期の死亡

（1）2
解説 死産の届け出の規定においては、妊娠満12週以後の死児の出産を死産といい、人口動態統計ではこの規定が適用されます。死産は自然死産と人工死産（いわゆる中絶）に分けられます。

（2）2
妊娠満22週以後の死産と、生後1週未満の新生児死亡を合わせて周産期死亡といいます。

（3）4
解説 周産期死亡率は、周産期死亡を、出生数に妊娠満22週以後の死産数を加えた数で割り、千対（×1000）で表します。

（4）4
解説 乳児の死亡原因として最も多いのは、先天奇形、変形及び染色体異常で、令和2年（2020年）の人口動態統計では、乳児死亡総数に対して36.0%を占めています。

（5）1
解説 日本の乳児死亡率は、諸外国と比べて非常に低くなっています。高度な周産期医療体制が整備されていることが理由の一つといえます。問題と同

年の新生児死亡率でいえば、出生千対で0.8です。

（6）4
解説 令和3年（2021年）の人口動態統計では、0～4歳までは先天奇形、変形及び染色体異常が死因の第1位ですが、5～9歳では悪性新生物が第1位となっています。

（7）3
解説 10～14歳および、15～19歳の死因の第1位は自殺で、思春期特有の悩みや学校生活、進路についての不安などがその原因にあると考えられます。自殺は10歳から5歳ごとに区切った年齢階級別の死因でも35～39歳まで死因の第1位です

（8）1
解説 令和2年（2020年）では、乳児の不慮の事故による死亡のうち、窒息による死亡が圧倒的に多くなっています。

（9）1
解説 平成30年（2018年）では、1～4歳の不慮の事故による死亡で最も多いのは窒息で、次にほぼ同じ割合の交通事故が続きます。自分で歩いたり走ったりできるようになり、移動する機会が増えるため、交通事故の危険が高まる傾向があります。

第6回　健康状態と受療状況

（1）3
解説 令和元年（2019年）の国民生活基礎調査において、20歳以上で過去1年間に健診や人間ドックを受けた者をみると、わずかな差ではありますが男女とも50～59歳が最も多くなっています。総数では7割近くが健診や人間ドックを受けています。

（2）3
解説 令和元年（2019年）の国民生活基礎調査によると、傷病で通院している者の人口千人当たりの割合＝通院者率は404.0です。性別にみると、

男性388.1、女性418.8と女性の方が高くなっています。年齢別でみると、成人以降は年齢に伴い通院者率は上昇しています。

（3）4
解説 令和元年（2019年）の国民生活基礎調査によれば、通院者率を傷病別にみた場合、男女ともに最も多いのは高血圧症です。そのほか糖尿病、腰痛症、歯の病気、眼の病気、脂質異常症などが多くなっています。

（4）2
解説 病気やけが等で自覚症状のあるものを人口千人当たりの割合で表したものが有訴者率です。令

和元年（2019年）の国民生活基礎調査では302.5で、性別にみると男性270.8、女性332.1と女性で高くなっています。

（5）1

解説　令和元年（2019年）の国民生活基礎調査において、男性の有訴者の自覚症状で最も多いのは腰痛でした。そのほかに多い自覚症状として、「肩こり」「せきやたんが出る」「鼻がつまる・鼻汁が出る」「手足の関節が痛む」などが挙げられます。

（6）2

解説　令和元年（2019年）の国民生活基礎調査において、女性の有訴者の自覚症状で最も多いのは肩こりでした。そのほかに多い自覚症状として、肩こりとほぼ同じくらいの有訴者数の「腰痛」や、「手足の関節が痛む」「鼻がつまる・鼻汁が出る」「体がだるい」「頭痛」などが挙げられます。

（7）2

解説　令和元年（2019年）の国民生活基礎調査において、40～69歳の者について過去1年間に受けたがん検診の受診率が最も高いのは、男女とも肺がんでした。

（8）2

解説　有訴者率、通院者率ともに女性の方が高くなっています。生活習慣病は増加傾向にあり、国民医療費も高齢化に伴い増加傾向です。

（9）4

解説　令和2年の患者調査によると、入院患者の74.7％、外来患者の50.7％が65歳以上の高齢者です。年齢階級別での外来受療率は、男では20～24歳が最も低く（女では15～19歳）、80～84歳が最も高く（女では75～79歳）なっていました。

第7回　健康と生活習慣

❶

（1）4

解説　令和元年（2019年）の国民健康・栄養調査によると、受動喫煙の割合が多いのは、飲食店のほか、遊技場、職場などでした。

（2）1

解説　令和元年（2019年）の国民健康・栄養調査によると、わが国の20歳以上喫煙率は男性27.1％、女性7.6％でした。喫煙率については、ここ最近では、男性はやや減少傾向、女性は横ばいになっていますが、諸外国と比べて低いとはいえません。

（3）2

解説　例えば1日に40本、20年間喫煙している人の喫煙指数は800です。喫煙指数が700を超えるとCOPDや肺がん、咽頭がんのリスクが高まるとされています。また同じ指数の場合、女性の方が重症化しやすくなります。

（4）3

解説　運動習慣は、体脂肪を低下させ、基礎代謝量を増加させます。また心肺機能が強くなることで、最大換気量は増加し、心拍出量も増加します。

（5）4

解説　令和元年（2019年）の国民健康・栄養調査によれば、20歳以上で運動習慣（1日30分以上の運動を週2日以上、さらに1年以上持続）のある者の割合が最も高いのは男女とも70歳以上、最も低いのは男40～49歳、女30～39歳でした。

（6）2

解説　令和元年（2019年）の国民健康・栄養調査によれば、肥満者の割合は、男性33.0％、女性22.3％でした。男性では40歳代、50歳代の順に肥満者率が高くなっています。やせの者は男性3.9％に対し、女性は11.5％で、女性では20歳代、30歳代の順にやせの者の割合が高くなっています。

（7）2

解説　BMIの基準値は、18.5～25で、22が理想とされています。

（8）1

解説　メタボリックシンドローム診断の必須項目は内臓脂肪型肥満で、腹囲が判断基準となります。腹囲は男性85cm以上、女性90cm以上です。そ

のうえで脂質異常症、高血圧、高血糖のうち2つ以上の項目が当てはまるとメタボリックシンドロームと診断されます。

（9）4
解説 ナトリウム＝塩分の過剰摂取は、高血圧症やがんなどの生活習慣病の原因となります。目標量は、男7.5g／日未満、女6.5g／日未満に設定されています。

第8回　医療保険制度①

（1）×
解説 わが国では、国民全員が何らかの医療保険に強制的に加入する国民皆保険のしくみが整っています。

（2）×
解説 医療保険の財源は、被保険者本人が納付する保険金と国庫、すなわち税金です。

（3）×
解説 国民健康保険は、サラリーマンなどの被用者保険に加入している者や生活保護を受けている者は加入対象ではありません。

（4）×
解説 国民健康保険は、自営業者や専業主婦、無職の人などが加入対象となります。

（5）×
解説 医療給付は原則的に医療サービスという現物で支給されます。

（6）○
解説 一定の金額以上の高額療養費も医療給付に含まれます。

（7）○
解説 会社や組織に雇われている者＝被用者のための医療保険が被用者保険です。

（8）○
解説 国民健康保険では保険料の全額を被保険者本人が支払いますが、被用者保険では会社や団体側と被保険者側で保険料を折半して支払います。

（9）○
解説 75歳以上を対象とした医療保険が後期高齢者医療制度です。

（10）×
解説 国民健康保険は、本人と家族の区別はなく、被扶養者であったとしてもすべての人が被保険者本人として加入することになっています。ただし実際の保険料は世帯の総所得に応じ、世帯主に請求されます。

②

（1）0
解説 医療保険は、生まれた時から加入することになります。

（2）3
解説 国民健康保険の自己負担は原則3割です。

（3）2
解説 未就学児の自己負担は2割です。

（4）2
解説 現在では、70歳以上75歳未満の高齢者の自己負担は2割になっています。ただし平成26年3月31日以前に70歳に達した人は、以前の負担率の1割が適用されています。

（5）3
解説 現役並みの収入がある場合は、高齢者でも3割の自己負担となります。

（6）後期高齢者（または長寿）
解説 75歳以上の高齢者は医療保険の枠組みから外れ、後期高齢者医療制度（通称：長寿医療制度）の枠組みに入ります。

（7）職
解説 雇用されている者＝被用者が加入する被用者保険は職域保険とよばれます。大企業などが組織する組合管掌健康保険や、中小企業を対象とした協

会けんぽ、公務員が加入する共済組合、船舶の乗組員が加入する船員保険などがあります。

（8）共済
公務員や私立の学校の教職員などが加入する共済組合も被用者保険（職域保険）のひとつです。

（9）皆
解説　わが国では、1961年（昭和36年）に国民健康保険法が制定され、被用者保険の適用を受けないすべての国民に医療保険すなわち国民健康保険への加入を義務付けるようになりました。これをもって国民皆保険の実現とします。

（10）フリー
解説　日本では、いつでも自らの意思で医療機関を選び、受診できることが保障されています。

イ、カ、キ
解説　医療保険制度の給付対象は、傷病の治療や療養などにかかる費用とされています。健康診断や予防医療、正常な分娩などはその対象とされていません。

第9回　医療保険制度②

（1）3
解説　後期高齢者医療制度は、老人保健法が改正された「高齢者の医療の確保に関する法律」に基づき、提供される制度です。

（2）4
解説　原則的に、後期高齢者医療制度は75歳以上の高齢者を対象としています。ただし、保険者である後期高齢者医療広域連合の障害認定を受けた場合には、65～74歳の高齢者もその対象となります。

（3）1
解説　後期高齢者医療制度の保険者（運営主体）は、都道府県単位ですべての市町村が加入する後期高齢者医療広域連合で、保険料の決定や医療の給付、障害認定などを行います。

（4）2
解説　制度を身近で親しみやすくするために、通称は長寿医療制度とされています。

（5）4
解説　入院や転院にかかる移送費も後期高齢者医療給付に含まれます。

（6）2
解説　後期高齢者医療制度では、原則的に自己負担率は1割です。ただし、現役世代並みの所得がある場合には、3割の自己負担となります。

（7）3
解説　国民医療費は傷病の治療費にその範囲を限っています。そのため正常な妊娠や分娩の費用、健康の維持・増進を目的とした健康診断や予防接種の費用、固定した身体障害のために必要とする義肢や義眼などの費用は含まれません。

（8）2
解説　国民医療費は、昭和29年度に推計を始めましたが、そのときの2152億円から増加の一途をたどり、昭和40年度には1兆円を超え、平成26年度では40兆8071億円、令和元年度では44兆円を大きく超えました。ちなみに令和元年度における年金給付費用の総額は約55.5兆円で、社会保障費（約124兆円）のおよそ半分を占めました。

（9）2
解説　医療行為にあらかじめつけられた診療報酬点数は、1点が10円に換算され、請求されます。診療報酬点数は、原則的に2年に1度改訂されます。

第10回　介護保険制度①

❶

（1）×
解説 医療が必要な場合に備えた保険が医療保険で、国民健康保険、被用者保険、そして後期高齢者医療制度があります。介護保険は介護が必要になった場合に備えた保険です。

（2）〇
解説 介護保険の保険者は市町村で、申請は市町村に行います。

（3）×
解説 介護保険は2000年に施行された介護保険法に基づく制度です。

（4）×
解説 介護保険の被保険者は、65歳以上の第1号被保険者と、40歳以上65歳未満の医療保険加入者である第2号被保険者に分けられます。

（5）×
解説 介護保険料の納付義務は40歳を迎えたときから発生し、納付は亡くなるまで続きます。

（6）〇
解説 介護保険料は、介護保険の給付を受け、介護を受ける状態になった場合でも支払わなければなりません。

（7）〇
解説 介護保険の給付は、介護サービスという現物によって支給されます。

（8）〇
解説 介護保険の第2号被保険者が介護保険の適用を受けることのできる特定疾病は2022年時点で16あります。がんもその対象ですが、末期のがんが特定疾患とされています。

（9）×
解説 新規で受ける要介護認定の有効期間は、原則的に6ヶ月です。ただし市町村が介護認定審査会の意見に基づき、必要であると認めた場合には、その有効期間を3ヶ月～12ヶ月の範囲内で設定することができます。更新認定の場合には、平成30年（2018年）4月より有効期間が最長36ヶ月になりました。

（10）〇
解説 介護保険制度においては、給付費の50％が公費、すなわち税金で賄われます。

❷

（1）介護認定
解説 介護認定審査会は、医師や保健師、看護師など5名ほどで構成されます。

（2）7
解説 要介護認定は要介護5～1と要支援2～1の7段階と非該当に区分されます。

（3）介護5
解説 要介護5が最も介護が必要な状態とされ、支給限度額が一番高くなります。

（4）支援1
解説 家の掃除や身のまわりの世話、立ち上がるときの動作などに何らかの介助（見守りや手助け）を必要とするような状態が要支援1です。最も軽い段階で、これ以上悪化せず、自分でできることを増やせるような予防サービスを利用することができます。

（5）65
解説 給付を受ける市町村に居住する65歳以上の者が第1号被保険者です。

（6）40
解説 40歳を過ぎると介護保険料の納付義務が生じ、生涯続きます。

（7）16
解説 がんの末期や関節リウマチ、骨折を伴う骨粗しょう症、初老期における認知症など、16の特定疾患があります（2022年時点）。

（8）1
解説 介護保険制度における居宅サービスや施設サービスは、原則的に1割の自己負担で利用するこ

とができます。

（9）3

解説 平成30年（2018年）から、一定の所得がある高齢者は2割、現役並みの特に高い所得がある高齢者は3割の自己負担となっています。

（10）予防

解説 これ以上悪くならないために（要介護度が上がらないように）、要支援1と2は介護予防サービスを受けることができます。また非該当でも今後要介護・要支援へなる恐れがあるとされた場合には、

介護予防サービスを利用することができます。

❸

（1）2

解説 十二指腸潰瘍は特定疾患に含まれていません。

（2）

解答例 40歳以上65歳未満の医療保険加入者
解説 第2号被保険者は、特定疾患に当てはまる場合に介護サービスを利用することができます。

第11回　介護保険制度②

❶

（1）2

解説 要介護認定は、コンピューターによる一次判定と、介護認定審査会による二次判定を経て行われます。介護保険制度は高齢者が増加する中、医療保険とは別に介護を支えるしくみとして生まれた制度です。40歳から被保険者となります。非該当（自立）の場合、申請していない高齢者が利用できる地域支援事業の一環として行われる介護予防事業の対象となります。しかし、介護保険制度における介護予防サービスの給付を受けることができるのは、介護認定における要支援とされた人です。

（2）3

解説 特定疾患の対象となるのは第2号被保険者です。

（3）2

解説 老人福祉センターは老人福祉法、精神保健福祉センターは精神保健福祉法、都道府県福祉人材センターは社会福祉法に基づいて設置されています。地域包括支援センターは、介護保険法に基づき各市町村に設置され、地域住民の保健・福祉・医療の向上や介護予防マネジメントなどを行う施設です。

（4）2

解説 グループホームは認知症の人が5～9人のグループをつくり、共同生活を行います。介護老人保健施設は要介護認定を受けた人が医師の医学的管理の下、看護や介護、リハビリを受け社会復帰を目

指す施設です。介護老人福祉施設は寝たきりや認知症などのために常時介護が必要な人の支援を行う施設で、特別養護老人ホームとよばれます。

（5）1

解説 介護保険によるサービスは、在宅での介護を支援する居宅サービスや、高齢者が住み慣れた地域で生活しながら介護を受けられるための地域密着型サービス、在宅では介護を受けることが困難な人のための施設サービス、そして介護予防サービスなどに分けられます。ヘルパーの訪問による訪問介護や通所介護（デイサービス）などは居宅サービスに含まれます。

（6）4

解説 老人介護福祉施設、いわゆる特別養護老人ホームに入所できるのは、原則的に要介護3以上になります。グループホームは、地域密着型サービスのひとつです。介護保険における施設サービスは、要介護者が対象です。

（7）3

解説 ケアマネジャーは都道府県知事により認められる資格で国家資格ではありません。ケアプランの作成にかかる費用は介護保険で賄われますが、ケアプランがなければ介護保険の適用を受けることはできません。通常は専門知識をもったケアマネジャーにより作成されますが、自身で作成することもできます。

(8) 2

解説 ケアマネジャーの受験資格は、医師や歯科医師、薬剤師、看護師、介護福祉士などの有資格者で5年以上の実務経験をもつ人や、福祉関係の職業に10年以上、かつ1800日以上業務に従事している人などに限られます。

(9) 4

解説 介護保険制度が始まった2000年では介護保険の給付にかかる費用は約3.6兆円でしたが、令和元年度（2019年度）では約10兆円8,000億円となっており、今後ますます増加傾向にあります。

第12回　生活環境と医療

(1) 1

解説 レジオネラ菌による感染症（レジオネラ症）のひとつがレジオネラ肺炎です。エアロゾルを発生させる人工環境（噴水、ジャグジー、加湿器等）や温泉施設、循環式浴槽などにより経気道感染するケースが増えています。

(2) 2

解説 サルモネラ菌は、ヒトをはじめ、牛、豚などの動物の腸内や、河川・下水など自然界に広く生息している細菌ですが、食中毒の原因となります。カンジダは真菌の一種で、感染すると膣などの性器に症状が現れます。クラミジアはクラミジア・トラコマティスという細菌で、性感染症を引き起こします。カンジダやクラミジアによる性感染症は、10～20歳代の女性に多く発症します。RSウイルスは、感染すると風邪のような症状を引き起こします。

(3) 3

解説 食中毒は冬場にも多く発生し、その件数は年間およそ1000件前後です（令和3年の食中毒統計調査では717件、患者数11,080人）。原因食品が判明した事例では、最も多いのは魚介類で、病因物質ではノロウイルスやカンピロバクター、アニサキスなどが多くみられました。

(4) 2

解説 遺伝子組み換え食品・添加物については、その安全性審査を受けることが食品衛生法により義務付けられています。品目ごとにアレルギー誘発性や有害物質の産生などが審査されます。

(5) 3

解説 温室効果ガスとよばれるものには、二酸化炭素やメタン、一酸化二窒素（亜酸化窒素）、フロンガスなどがあります。そのうち地球温暖化に及ぼす影響がもっとも大きい温室効果ガスが二酸化炭素です。

(6) 4

解説 自動車や工場などから排出される大気中の窒素酸化物や揮発性有機化合物などが、太陽光（紫外線）をうけ化学反応を起こして作り出される物質を総称して光化学オキシダントといいます。光化学オキシダントの濃度が上昇し、空に霧がかかったような状態を光化学スモッグといい、目やのどの痛みなどの健康被害が現れます。

(7) 4

解説 近年の住宅では、建物の高気密化などが進み、建材等から発生する化学物質などにより、室内の空気が汚染され、シックハウス症候群とよばれる健康影響を引き起こすことがあります。建材や塗料、接着剤などに含まれるホルムアルデヒドやトルエン、さらにはダニやカビなどが原因となります。

(8) 2

解説 大きさが2.5μm（マイクロメートル）以下という非常に微細な粒子を総称してPM2.5といいます。大気汚染の原因であり、非常に小さく軽いため、長時間大気中を浮遊し、気管の奥まで侵入して健康被害をもたらします。

(9) 1

解説 二酸化硫黄は、硫黄を含む燃料の燃焼などによって生み出される物質で、自動車の排気ガスにも多く含まれます。酸性雨の原因となり、また四日市ぜんそくの原因物質として知られるように、呼吸器系の異常ももたらします。

（1）2

解説 労働基準法の第65条では、出産前と出産後の女性の休業についての規定があります。使用者は、6週間以内に出産する予定の女性が休業を請求した場合には拒否することはできず、また産後8週間を経過しない女性を就業させてはならない、とされています。

（2）3

解説 労働基準法においては、労働時間は、休憩時間を除き1日につき8時間、1週間につき40時間を超えてはならないとされています。また労働時間が6時間を超える場合には最低45分、8時間を超える場合には最低60分の休憩を与えることが義務づけられています。そして毎週少なくとも1回、あるいは4週で4回以上の休日も与えることとされています。

（3）4

解説 労働についての最低限の基準を示す労働基準法に対し、より快適な職場環境を形成し、健康障害を予防することを目的とするのが労働安全衛生法です。労働安全衛生法では、従業員のストレスチェックなども義務付けています。

（4）3

解説 仕事と生活の調和＝ワーク・ライフ・バランスは、仕事と仕事以外の諸活動のバランスが取れた状態になるように一人ひとりの働き方を見直し、従業員の能力や意欲を高めることで、生産性を向上

させていく取り組みをいいます。わが国では、2007年に仕事と生活の調和憲章が策定されました。

（5）1

解説 災害性腰痛は一般的にぎっくり腰とよばれる突発的な腰痛です。

（6）3

解説 アスベストは石綿ともよばれる微細な繊維状の鉱物で、かつて建材として使用されていましたが、現在は製造も使用も禁止されています。吸い込むことで肺線維症（じん肺）や悪性中皮腫の原因となり、また肺がんを起こす可能性もあります。

（7）1

解説 炭鉱で働く人は、土ぼこりなどの粉塵を吸い込むことで肺線維症（じん肺）に罹患しやすくなります。

（8）4

解説 VDT（Visual Display Terminals）作業とは、ディスプレイ、キーボード等により構成された機器、すなわちパソコンなどを使用し、データの入力・検索・照合等、文章・画像等の作成・編集・修正等、プログラミング、監視等を行う作業をいいます。眼精疲労などの視覚障害の原因となります。

（9）1

解説 振動病ともよばれる白ろう病は、長期間にわたる振動を受け続けることで手足の血管が収縮し、運動神経障害を引き起こす疾患です。痛みや冷感、しびれなどの症状が現れます。

（1）○

解説 人の命と向き合い、さまざまな人のプライバシーに触れる医療職者は、とくに強い倫理観を持って医療に臨む必要があります。

（2）×

解説 医学の父ともよばれる古代ギリシャの医師であるヒポクラテスの時代から、医療職者の倫理については議論がなされてきました。

（3）○

解説 国籍や性別、人種や宗教などによって差別されることなく、すべての人々が平等に医療を受け

ることができるようにすることは、医療職者の原則といえます。

（4）○

解説 助産師を除く看護職の守秘義務は、保健師助産師看護師法（保助看法）の第42条の2に規定されています。助産師については、医師や薬剤師などと合わせ、刑法134条に守秘義務が規定されています。

（5）○

解説 患者の友人といえども、本人の同意もなく、患者の病状などを他人に漏らしてはなりません。

（6）×

解説 研修会や院外の勉強会などで患者情報を提示することはありますが、患者名がわからないように、また患者が特定されないような配慮が必要です。

（7）○

解説 情報漏洩の観点からも、診療録や看護記録などはたとえ学習目的だとしても院外へ持ち出すことはしてはなりません。

（8）×

解説 学習やレポートのためだとしても、安易に看護記録などの情報をコピーしたり、スマートフォンで撮影することなどは行ってはなりません。必ず管理者や患者本人に確認し、同意を得たうえで細心の注意を払って取り扱うことが求められます。

（9）×

解説 SNSはとても便利なツールですが、情報の漏洩を完全に防ぐことは難しいといえます。みだりに患者との写真などの情報を公開することは避けます。

（10）×

解説 仲間限定のSNSや学生同士のメールのやり取りだとしても、患者情報の取り扱いには細心の注意が必要です。

❷

（1）ヒポクラテス

解説 古代ギリシャの医師であるヒポクラテスの考え方を、彼の死後にまとめた医師の職業倫理に関する規範が「ヒポクラテスの誓い」です。医師の倫理や任務などについてのギリシャ神への宣誓文で、現代の医学や看護学教育にも影響を与えています。

（2）ニュルンベルク

解説 ナチスドイツにより行われたユダヤ人の大量虐殺や人体実験など、反倫理的な行動への反省から1947年に提唱された倫理綱領がニュルンベルク倫理綱領で、医学研究の対象となる患者の人権を守るための10の原則が示されています。その中ではインフォームドコンセントの必要性も述べられています。

（3）ヘルシンキ

解説 1964年に開催された第18回世界医師会総会で採択された医学研究に関する倫理的原則です。

（4）エシックス

解説 生と死に関する倫理問題について、医療がどのようにかかわるべきかを考えていくことが生命倫理＝バイオエシックスです。

（5）善行

解説 医療職には、「善行の原則」のほか、患者の自己決定を尊重する「自律の尊重の原則」、患者に有害であることは行わないとする「無危害の原則」、医療の対象となるすべての人を平等・公平に扱うとする「正義・公正の原則」、すべての患者に対して正直、誠実であるとする「誠実・忠誠の原則」といった倫理原則があります。

❸

（1）3

解説 国際看護師協会（ICN）の「看護師の倫理綱領」の前文においては、「看護は、あらゆる年代の個人、家族、集団、地域社会を対象とし、健康の保持増進、疾病の予防、健康の回復、苦痛の緩和を行う」と看護師の基本的責任が明記されています。

（2）1

解説 医療職の倫理原則における「誠実・忠誠の原則」は、患者に対してうそをつかずに真実を告げ、そしてだまさないということです。ここには患者の秘密を守る、という守秘義務も含まれます。

第15回 患者の基本的人権

（1）アドボカシー

解説 日本語では「権利擁護（ようご）」などとよばれるのがアドボカシーで、老人や子ども、障害者や傷病者など、社会的弱者や判断能力が不十分な人たちの権利を守るために、その気持ちを擁護・代弁したり、意思決定の助けを行うことをいいます。看護職は、常に患者のアドボカシーを行うアドボケイターでなくてはなりません。

（2）ノーマライゼーション

解説 障害者や高齢者という理由で過剰に保護されたり、特別視されたりするのではなく、すべての人が地域の中で当たり前に生活できることこそがノーマルな社会であるとする考え方をいいます。

（3）リビングウィル

解説 生前の遺言書ともよばれ、生きて意思表示ができる間に終末期の治療方針や臨終の迎え方について自分の意思を示しておくことをいいます。

（4）アドヒアランス

解説 医療職による指示や治療方針の決定に従い、患者がそれを遵守することをコンプライアンスというのに対し、患者が受け身ではなく積極的に治療方針の決定に参加していく考え方がアドヒアランスです。

（5）エンパワメント

解説 「権限委譲」などと訳されるのがエンパワメントです。個人や集団が本来持っている自分たちの力を引き出し、その能力を開花させていくことを意味します。

（6）DNAR

解説 DNAR と は、Do Not Attempt Resuscitate の略で、蘇生の可能性が低い場合の蘇生処置拒否を意味します。

（7）QOL

解説 QOLとは、Quality of life（クオリティ オブ ライフ）の略で、生活の質などと訳されます。

（1）4

解説 説明と同意と訳されるのがインフォームドコンセントです。一方的な説明ではなく、必ず患者の理解と同意が必要になります。

（2）3

解説 アドボケイト（権利擁護）する者をアドボケイターといいます。看護師は患者の意思決定を助け、ときに患者の意思を代弁する者でなくてはなりません。

（3）1

解説 正式には「患者の権利に関する世界医師会リスボン宣言」とよばれます。医療職が知っておく患者の権利が示されました。

（4）2

解説 治療や服薬などに関する方針や計画、指示について、患者が遵守することをコンプライアンスといいます。すなわち、医療職の指示通りに患者が治療を受けているかを示す概念です。

3

解答例 父権主義ともよばれ、強いものが弱い者の意思とは無関係にその人の行動や意思決定に干渉するような状態。

第16回 医療・看護に関係する法規①

1

（1）○

解説 良質かつ適切な医療を受けられるように、医療施設の開設や管理、医療職者の義務などを規定する法律が医療法です。

（2）〇

解説 すべての国民に医療保険への加入を義務付け、医療を受けることができるしくみを国民皆保険といいます。健康保険法や国民健康保険法などが根拠となって実現されています。

（3）✕

解説 労働者への健康診断の実施を義務付けているのは、労働安全衛生法です。労働基準法は、労働に関する最低条件を定めた法律です。

（4）〇

解説 勤務や通勤に起因する傷病を補償する労災保険について定めた法律が労働者災害補償保険法（労災保険法）です。

（5）✕

解説 看護師免許は、厚生労働大臣によって付与されます。

（6）〇

解説 看護師等の確保を促進するための措置に関する基本指針を定めるとともに、看護師等の養成、処遇の改善、資質の向上、就業の促進等を推進し、国民の保健医療の向上に資することを目的とする法律です。

（7）〇

解説 看護師等の就業の促進やその他の看護師等の確保を図るための活動を行うことにより保健医療の向上に資することを目的とするのが都道府県ナースセンターです。「看護師等の人材確保の促進に関する法律」において、指定条件や業務が定められています。

（8）✕

解説 訪問看護業務は、訪問看護ステーションが担います。

（9）✕

解説 看護師免許の取り消しについて規定するのは、保健師助産師看護師法です。

（10）〇

解説 診断書を交付できるのは医師のみです。医師法によって規定されています。

❷

（1）2

解説 最低限の労働基準を定めた労働基準法、労働組合を組織する権利を認める労働組合法、そして労働争議を予防したり解決するための労働関係調整法の3つを労働三法といいます。

（2）1

解説 医療法には、病院や診療所の定義、開設の条件、管理や運営に関する事柄などが定められています。

（3）4

解説 かつては看護師の絶対的欠格事由として、素行が著しく不良である者、視覚や聴覚に障害のある者、伝染性の疾病にかかっている者などが規定されていましたが、現在は外されています。

（4）3

解説 保健師、看護師、准看護師の守秘義務は、保健師助産師看護師法により規定されています。助産師の守秘義務は、医師と同様に刑法で規定されています。

第17回 医療・看護に関係する法規②

（1）✕

解説 看護研究は特に保助看法に規定されているわけではありませんが、日本看護協会の「看護者の倫理綱領」において、「看護者は、より質の高い看護を行うために看護実践、看護管理、看護教育、看護研究の望ましい基準を設定し、実施する」と述べられています。

（2）✕

解説 看護記録は医療法により2年間の保存が義務付けられています。

（3）〇

（解説）診療録（カルテ）は、医師法の第24条において５年間の保存が義務付けられています。

（4）〇

（解説）保助看法の規定により、看護業務に従事している者は、２年ごとに就業地の都道府県知事に一定の事項を届け出なければならないとされています。

（5）×

（解説）厚生労働大臣ではなく、就業地の都道府県知事です。

（6）×

（解説）看護師の守秘義務は保助看法第42条の２に規定されています。

（7）〇

（解説）看護職の守秘義務に関する規定は、業務中、業務外に関わらず適用され、さらに看護職でなくなった後も守らなくてはなりません。

（8）〇

（解説）守秘義務違反には、６ヶ月以下の懲役もしくは、10万円以下の罰金が科せられると保助看法で規定されています。

（9）×

（解説）たとえ友人や家族であっても本人の同意なく患者の情報を伝えることはしてはなりません。

（10）×

（解説）カンファレンス目的であっても大事な個人情報ですのでコピーをしてはいけません。

❷

（1）1

（解説）看護記録の保存は医療法に規定されています。

（2）4

（解説）「看護師等の人材確保の促進に関する法律」は、看護師等の養成や処遇の改善、資質の向上、就業の促進等についてしかるべき措置を取り、高度な専門知識と技能を有する看護師等を確保し、もって国民の保健医療の向上に資することを目的としています。臨床研修実習の実施もその一つです。

（3）3

（解説）助産師の守秘義務は刑法に規定されています。

（4）4

（解説）「令和２年　衛生行政報告例」（厚生労働省）によれば、令和２年（2020年）では、約166万人の看護職（保健師、助産師、看護師、准看護師）が就業しています。

❸

（解答例）修正箇所に２本線を引いて捺印し、正しい内容を記載する。

第18回　看護師の身分と業務

（1）×

（解説）看護師免許は厚生労働大臣より与えられる免許です。

（2）×

（解説）看護師国家試験に合格した後、合格者は必ず厚生労働省に免許の交付を申請し、登録された後にはじめて免許が交付されます。

（3）〇

（解説）保健師と助産師の受験資格として、それぞれの教育課程を修了していることと、看護師国家試験の合格が必要条件となります。

（4）〇

（解説）これまでは10年間の業務経験が条件でしたが、2018年４月より７年に短縮されました。

（5）×

（解説）看護職免許の欠格事由は、たとえ取得後で

あっても当てはまると判断された場合には適用されます。

(6) ○
【解説】看護師、准看護師、保健師、助産師の4つが看護職です。

(7) ○
【解説】患者の療養上の世話と、医師の行う診療の補助が看護師の業務です。

(8) ○
【解説】資格を持たないものが業務に携わると違法とする決まりを業務独占、資格を持たないものがその資格の名称や紛らわしい名称を名乗ってはならないという決まりが名称独占です。看護師はその両方の適用を受ける資格です。

(9) ✕
【解説】保健師は名称独占の資格ですが、業務独占の資格ではありません。

(10) ○
【解説】看護師籍の登録事項に変更が生じたときは、30日以内に籍の訂正を申請するように規定されています。

❷

(1) 絶対的
【解説】行為、判断の難易度が高く、医師の医学的知識、および技術をもって行わなければ人体に危害を及ぼしたり、その危険が高い行為を絶対的医行為といいます。

(2) 相対的
【解説】医師の指示に基づいて行えば看護職でも実施可能とされる医行為が相対的医行為で、いわゆる診療の補助業務がこれにあたります。

(3) 罰金
【解説】罰金以上の刑を受けることになった場合は、看護職免許の欠格事由に適用され、免許を取得できない（現職の場合には剥奪）ことがあります。

(4) 麻薬
【解説】麻薬、大麻またはあへんの中毒者についても、看護職免許の欠格事由の一つとされています。

(5) 守秘
【解説】看護職には患者の情報を守る義務があります。

❸
(1) ア、イ、ウ、カ、キ、ク
(2) エ、ケ、サ、ス、セ、ソ
(3) オ、コ、シ

第19回　医療・看護の機能と役割

❶

(1) ✕
【解説】チーム医療のメンバーは必ずしも国家資格を有する者で構成されるわけではありません。あらゆる職種、あらゆるメンバーで患者中心の医療を展開します。

(2) ✕
【解説】リーダーとなる職種を決めるべきではありません。あらゆる職種や立場から考え、そして患者にとって一番よい医療を提供できるかを考えたうえでリーダーを決めます。

(3) ○
【解説】チームは、病棟や施設をまたいで構成することもできます。

(4) ○
【解説】メンバー間で正確な情報を常に共有できることが重要です。

(5) ✕
【解説】患者本人や家族も交えて最適な治療方針を決定することが望まれます。

(6) ×

解説 リーダーではなく、患者中心の医療体制づくりが求められます。

(7) ○

解説 あらゆる立場から患者をみて、最適な医療を提供するために診療科を超えて編成することも可能です。

(8) ○

解説 皆が対等な立場で意見を出し合える体制づくりが重要です。

(9) ○

解説 呼吸ケアチームや栄養サポートチームなど、診療報酬上の加算がされる医療チームもあります。

(10) ×

解説 患者の事例について、さまざまな医療職種の意見を出し合って検討し、最適な治療法を決定する検討会がカンファレンスです。

❷

(1) ウ（プライマリーナーシング）

(2) ク（機能別看護方式）

(3) カ（チームナーシング）

(4) ア（NST）

(5) エ（モジュール型看護方式）

解説 1人の看護師が決まった数人の患者を受け持つ看護方式が個別看護方式です。RSTは呼吸サポートチームのことで、医師や看護師、呼吸療法士、臨床工学士などによって呼吸療法が行われます。リエゾンチームとは、患者の不安や抑うつ、せん妄などの精神症状や心理的な問題へのサポートを行うチームです。精神科医や精神看護専門看護師、薬剤師などで構成されます。

❸

(1) 1

解説 疾患ごとに入院から退院までの治療・ケア計画を示した医療の工程表のようなものがクリニカルパスです。

(2) 3

解説 言語聴覚士の業務として、嚥下訓練の実施（医師の指示による）があります。

第20回　医療提供施設

❶

(1) ○

解説 病院の開設者は医師でなくても構いませんが、管理者は医師に限ります。

(2) ×

解説 病床数が0〜19床の医療施設が診療所です。よって入院させられる上限は19人です。

(3) ×

解説 入院設備のない診療所は無床診療所とよばれます。

(4) ×

解説 患者1人当たりの病床面積は、$6.4m^2$以上と定められています（既設は$4.3m^2$以上）。

(5) ○

解説 昼間は50デシベル以下、夜間は40デシ

ベル以下と定められています。

(6) ○

解説 現在、診療報酬上で最も高い評価を受けることができる看護職員人員配置（実質配置）は7対1です。

(7) ×

解説 特定機能病院以外の一般病床では、患者3人に対し、1人の看護職員（総配置基準）とされています。特定機能病院では患者2人に対して1人の看護職員です。

(8) ○

解説 助産所も医療施設に含まれます。

(9) ×

解説 医療法により、助産所は妊婦、産婦または褥婦を10人以上入所させる施設を有してはならな

いと決められています。よって入所させることができるのは9人までです。

(10) ○

解説 病状が比較的安定しており、入院治療の必要はないが、看護や介護、リハビリを必要とする要介護の高齢者を対象とする施設が介護老人保健施設です。リハビリなどにより在宅・社会への復帰を目指します。

❷

(1) 2

解説 病床は種別により、一般病床、精神病床、結核病床、感染症病床、療養病床に区分されています。

(2) 2

解説 介護老人保健施設は、介護保険制度に基づき利用できる施設サービスです。

(3) 4

解説 特定機能病院は、400人以上の入院設備を有する病院です。助産所の管理者は助産師でなくてはなりません。地域の医療従事者を研修させる義務を負うのは特定機能病院や地域医療支援病院です。

(4) 3

解説 厚生労働省の医療施設動態調査によると、全国の病院数は令和3年（2021年）末の時点で8,227施設（概数）です。若干減少傾向です。

第21回　人間の特性と患者の欲求

❶

(1) ×

解説 精神科医のキューブラー・ロスは、人が避けられない死を宣告されてから死に至るまでの心理過程を5段階に分類しました。その第1段階は、死を受け入れることができない「否認と隔離」です。

(2) ○

解説 キューブラー・ロスによる死にゆく人の心理過程では、第1段階は「否認と隔離」、第2段階は「怒り」、第3段階は「取り引き」、第4段階は「抑うつ」、そして第5段階は「受容」としています。

(3) ×

解説 必ず段階通りに進むとは限りません。

(4) ○

解説 フィンクは、障害という危機が生じたときに、それを受け入れるまでの心理的変化の過程を「衝撃」→「防御的退行」→「承認」→「適応」の順で表しました。

(5) ×

解説 第4段階は「適応」です。

(6) ○

解説 同じ危機モデルでも、ションツは「最初の

衝撃」「現実認知」「防衛的退行」「承認」「適応」の5段階で示しました。

(7) ×

解説 最優先で対応すべきはより低次の欲求です。

(8) ×

解説 睡眠の欲求は基本的な欲求のうち生理的欲求です。

(9) ○

解説 ヘンダーソンの唱えた理論が「人間のニード論」です。

(10) ×

解説 高度な医療が必ずしもQOLを高めるとは限りません。

❷

解答例 ①自己実現
　　　　②承認
　　　　③所属と愛
　　　　④安全

解説 心理学者のマズローは、欲求段階説の中で人間の基本的欲求を5段階に分類しました。

❸

（1）1

解説 社会的欲求（所属と愛の欲求や帰属欲求などともよばれます）は、社会や組織、集団の一員でいたい、という欲求です。この欲求が満たされないと孤独感を感じやすくなります。

（2）3

解説 もっとも高次の欲求が自己実現の欲求です。自分の能力を生かしさまざまなことをしてみたい、夢をかなえたい、と願う欲求です。

（3）4

解説 QOLは、人間らしい生活を送り、満足感を得て幸福に生きているかを示す概念です。あくまでも本人の満足度が指標となります。

（4）1

解説 自責の念や死への恐怖、死生観に対する悩みなど、生きる意味や目的を見失うような、霊的な苦痛を意味します。

第22回　人間の成長と発達①　胎児期の特徴

❶

（1）○

解説 受精卵が成長し、胎芽（たいが）とよばれ、さらに8週を過ぎた頃から胎児とよばれるようになります。

（2）×

解説 個人差はありますが、早ければ15週頃から判別できるようになります。

（3）○

解説 妊娠6週から遅くても8週頃には心臓の拍動がみとめられます。7週頃に心拍が確認できない場合には、流産を疑います。

（4）×

解説 妊娠9週頃では2頭身ですが、16週頃では3頭身になります。

（5）○

解説 分娩時にはおよそ4頭身ほどの体型で生まれます。

（6）×

解説 妊娠10週頃ではおもに肝臓が胎児の造血機能を担います。14週頃になると肝臓での造血は少なくなり、骨髄に移行するようになります。

（7）○

解説 尿の生成は妊娠9～12週頃には始まります。

（8）×

解説 胎児期から呼吸器の成長は始まっていますが、肺でのガス交換は分娩後に行われます。それまでは母親とつながれた臍帯、胎盤を通して行われます。

（9）×

解説 胎盤の完成する16週頃では、胎児は15～20cmほどです。

（10）○

解説 このころには肺サーファクタントの分泌も十分で、たとえ早産になったとしても外界に適応して呼吸を行うことができます。

❷

（1）4

解説 胎児や新生児は心拍数が早く、毎分110～140回ほどが正常です。

（2）1

解説 肺でガス交換を行っていないため、肺へ血液を送る必要がなく、右心房に流入した血液が卵円孔を通して直接左心房に流入し、母体へと戻っていきます。

（3）2

解説 胎盤で酸素を得た血液は、臍静脈（さい）を通って胎児に向かいます。よって臍静脈には最も酸素飽和度の高い血液が流れます。動脈管（ボタロー管）は、肺動脈と大動脈をつなぐ管です。胎児にのみ備わり、肺動脈を流れる静脈血をそのまま大動脈に通します。アランチウス管（静脈管）は、臍静脈が肝臓に

合流したときにすぐに分かれる枝で、下大静脈につながります。胎児はまだ肝臓へと多くの血液を送る必要がないため、血液を下大静脈へと流します。

第23回　人間の成長と発達②　新生児期・乳児期の特徴

❶

（1）×
解説 カウプ指数は乳幼児の発育評価に用いられ、体重（g）÷身長（cm）^{2}×10で求めます。

（2）×
解説 乳幼児の発達には一定の法則性、方向性があり、頭部から下部へ、身体の中心から末梢へという方向に発達していきます。

（3）×
解説 乳幼児期には神経系が最も早く、そして著しく発達が進みます。

（4）○
解説 個人差はありますが、生後3〜4ヶ月頃には首がすわります。

（5）○
解説 つかまり立ちができるのは生後9ヶ月で80％ほど、10ヶ月で90％ほどとなっています。8ヶ月でできなくても発達遅滞とはいえません。

（6）○
解説 生後5〜6ヶ月頃には90％以上の児が寝返りをうてるようになります。

（7）○
解説 生後6〜7ヶ月頃では、親や特定の人と見知らぬ人を識別できるようになってきます。そのため人見知りや、分離不安などがみられるようになります。

（8）○
解説 体重は生後3〜4ヶ月で出生時の約2倍、生後1年で約3倍に成長します。

（9）○
解説 生後3ヶ月頃は、母体から受け継いだIgG抗体が減少する時期で、生後6ヶ月頃には消失します。反対に自らの抗体産生が盛んになる頃ですが、IgG抗体は最も少ない時期といえます。

（10）×
解説 出生時体重が2,500g未満を低出生体重児といいます。

❷

（1）3
解説 親や養育者がそばを離れると不安になり、泣いたり探したりする行動を分離不安といいます。

（2）1
解説 モロー反射は原始反射の1つで、仰臥位の状態で少し頭部を上げ、急に後頭部を下げた時に何かにしがみつくような動作をみせます。

（3）3
解説 脱水を防ぐためにも、必要水分量を知っておく必要があります。1日当たりの必要水分量（ml/kg）は、新生児では60〜150（新生児期は環境により不感蒸泄量が大きく変化するため、必要水分量も幅があります）、乳児では120〜150、幼児では80〜100、学童では60〜80とされています。

（4）4
解説 乳児は成人と比較して体温が高く、呼吸数や心拍数も成人に比べて多いです。また乳歯は生後6〜8ヶ月頃に生え始めます。

第24回　人間の成長と発達③　幼児期の特徴

❶

（1）○
解説　4歳頃になれば長さを比較して、長いほうや短いほうを選ぶことができます。

（2）×
解説　一般的に三角形の模写は4歳頃にできるようになります。一般的に丸→四角形→三角形の順です。

（3）×
解説　二語文は、1歳半～2歳頃には話すようになります。

（4）○
解説　3歳頃になれば自分の名前を言うことができるようになりますが、両親の名前を言えるようになるのは4歳頃ですので、発達遅滞とはいえません。

（5）○
解説　いくつかの動きをまとめて行う動作を協調運動といいます。スキップも協調運動の1つで、5歳頃にできるようになります。

（6）×
解説　丸は3歳くらいで描けるようになりますが、四角形は4歳頃になります。

（7）×
解説　喃語（なんご）は生後2～3ヶ月頃から始まる発声です。1歳頃にみられるのは、「マンマ（＝ごはんの意味）」などの意味のある言葉である「初語」です。

（8）○
解説　手指の運動機能が発達し、ページを自分でめくることができるようになるのは2歳頃です。

（9）○
解説　3歳頃までには自分の性別を認識・理解するようになります。

（10）×
解説　手指の細かい運動が発達することで、3歳頃にははさみを使うことができるようになります。

❷

（1）3
解説　10パーセンタイル未満や90パーセンタイルを超えると経過観察の対象に、そして3パーセンタイル未満や97パーセンタイルを超える場合には、精密検査の対象となります。

（2）2
解説　カウプ指数の基準値は、15～19とされます。

（3）1
解説　体重が出生時の3倍ほどになるのは1歳頃です。4歳頃では約5倍になります。大泉門は1歳半頃にはほとんどの児で閉鎖します。出生時の脳の重量は約350gですが、5歳頃ではその3倍ほどになります。これは成人の約90％にも達する重量です。

（4）4
解説　幼児期の呼吸数は毎分20～30回ほどです。

第25回　人間の成長と発達④　学童期の特徴

❶

（1）×
解説　学童期や思春期の発育を評価するのがローレル指数で、一般的に160以上が肥満とされます。

（2）○
解説　学童期の後半頃からみられる、第二次性徴が出現したときから思春期が始まります。

（3）○
解説　小学校高学年頃では女子の方が男子よりも発育が進み、一般的に身長や体重、胸囲、座高は女

（4）×

解説 発育に伴い心肺機能も増強し、収縮期血圧も幼児期に比べて上昇します。

（5）×

解説 呼吸の型は、乳児期には腹式呼吸ですが、幼児期を迎えて胸式呼吸が加わるようになり、学童期からは胸式呼吸に変化します。

（6）○

解説 心拍出力が強くなることで、1回で押し出す血液も多くなり、心拍数はしだいに減少します。

（7）○

解説 学童期にはボールを投げたり、ジャンプしたり走ったりする運動機能が著しく伸びます。

（8）×

解説 学童期では、勤勉性の獲得が重要な課題となります。基本的信頼の獲得は乳児期の課題です。

（9）○

解説 学童期では体重1kg当たり、1日に60〜80mlの水分が必要になります。ただし体調や気温にも気を付けて水分を摂取する必要があります。

（10）×

解説 小児期において最も発育速度が速いのは乳児期で、次いで思春期になります。

❷

（1）3

解説 永久歯は、すべて生えそろうと第3大臼歯（親知らず）を入れて32本になります。

（2）3

解説 適切な歯磨き方法や予防歯科などの普及により、齲歯（虫歯）についてはやや減少傾向といえます。それでも小学生の総数のうち、処置完了も含め齲歯のある学童は半数近くいます。

（3）1

解説 学童期前半では、先生など、自分が好意を寄せていたり尊敬する大人から認められたい、ほめられたい、という欲求が強くなります。学童期後半になると、仲間や友人らから承認されたいという欲求が強くなります。

（4）2

解説 学童期では、毎分80〜100回ほどの脈拍が基準値となります。

第26回　人間の成長と発達⑤　思春期の特徴

❶

（1）○

解説 思春期はいわゆる第二反抗期を迎える時期であり、親に対して批判的になったり、干渉を嫌いになる傾向があります。

（2）×

解説 性ホルモン分泌が増加したり、心理的な独立を目指そうとする時期であり、情緒的に不安定になる傾向が強いのが特徴です。

（3）○

解説 親から独立したいけれど、まだ甘えなくてはいけない、あるいは甘えたい、という相反する感情が同居するのが思春期の特徴といえます。

（4）×

解説 思い通りにならないと泣き叫んだりするのは幼児期や学童期前半の特徴です。

（5）×

解説 思春期は、異性への関心や興味が強くなる時期です。

（6）○

解説 思春期では、自分と向き合うことと同時に、自分と価値観の近い、より親密で内面的な友人関係を求めるようになります。

（7）○

解説 骨端線が閉鎖することで骨の成長が止まり、身長の伸びも止まります。

（8）○

解説 ホルモン分泌の増加に伴い、**思春期は生涯で最も骨密度が増え、高くなる時期**です。そのため、この時期に適度な運動や食習慣（カルシウムの摂取など）を心掛けて骨密度を増やさないと、将来的に骨粗しょう症などのリスクが高まります。

（9）○

解説 アイデンティティ（自己同一性）の確立、すなわち自分らしさを知り、自分が何をしていくべきかを認識していくことが思春期の課題とされています。

（10）×

解説 二次性徴は性ホルモンの分泌増加により発現し、身長が伸び、体つきも変化していきます。

❷

（1）2

解説 一般的に発現の順序は、乳房の発育に始まり、恥毛の発生、そして初経の発来となります。た

だし発現の時期には個人差があります。

（2）4

解説 性腺刺激ホルモンである卵胞刺激ホルモン（FSH）や黄体形成ホルモン（LH）が分泌されることで、アンドロゲン（男性ホルモン）やエストロゲン（卵胞ホルモン）の分泌が促され、第二次性徴が発現します。オキシトシンは下垂体後葉ホルモンで、子宮収縮作用や乳汁放出作用をもちます。

（3）2

解説 卵巣から分泌されるエストロゲンともよばれる卵胞ホルモンは、**女性の生殖器の発育を促し、第二次性徴を発来させます**。

（4）3

解説 親に甘え、心理的に依存していた関係が解消され、自我が確立されて対等な立場へと変化することを心理的離乳といいます。反抗的な態度や言動、アンビバレンスな状態などの危機を乗り越え、しっかりと心理的離乳をすることが思春期の課題であり、成人への成長へとつながります。

第27回　人間の成長と発達⑥　成人期の特徴

❶

（1）×

解説 思春期から続く青年期は、成人期の始まりと捉えることもできます。青年期は身体機能は安定し、筋力も豊富で、基礎代謝量が高い時期です。その後壮年期、中年期、向老期、老年期と移るにつれて低下していきます。

（2）○

解説 かつて成人病とよばれていた生活習慣病は必ずしも加齢によって現れるわけではありませんが、成長過程における運動不足や偏った食生活、喫煙、飲酒など、病気を引き起こしやすい生活習慣が原因となり、成人期において発症しやすくなります。

（3）○

解説 血液中に最も多い抗体がIgG抗体です。抗体の中で唯一胎盤を通過できるため、生後間もない時期は母親から移行したIgG抗体により守られます。

（4）×

解説 一般的に壮年期に入ると瞬発力や持久力は低下していきます。

（5）×

解説 モラトリアム症候群は、大人になり切れず、成長に伴って負うべき社会的責任や義務から逃げ続け、自立できないでいる状態をいいます。仕事をしていないと落ち着かないような仕事中毒の状態はワーカホリックといいます。

（6）×

解説 個人差がありますが、閉経は45歳くらいから現れ始めます。日本人では、平均閉経年齢は50歳で、その前後5年間の45〜55歳あたりに更年期障害が現れやすいといえます。

（7）×

解説 女性に比べて少ないですが、男性でも更年期障害が現れることがあります。

（8）✕

解説 更年期においては、加齢により卵巣の機能が低下し、卵胞ホルモンの分泌が低下します。反面、卵胞ホルモンを分泌させようとして卵胞刺激ホルモンは多く分泌されることになり、ホルモンのバランスが崩れて心身の不調が現れます。

（9）✕

解説 卵胞ホルモン（エストロゲン）が分泌されないため、血中濃度は低くなります。

（10）◯

解説 エストロゲンには、破骨細胞のはたらきを抑制し、骨からカルシウムが溶け出す（骨吸収）のを抑える作用があります。エストロゲンが分泌されなくなると破骨細胞のはたらきが活発になり、骨から過剰にカルシウムが溶け出し、骨粗しょう症を引き起こします。

❷

（1）1

解説 エリクソンによれば、成人初期には職業につき、配偶者を決定し、子どもや家族をつくり、家庭を管理しながら社会的な責任を果たす義務を負うとされています。自律性対恥・疑惑は幼児期初期、勤勉性対劣等感は学童期、基本的信頼対基本的不信は乳児期の課題です。

（2）4

解説 人生経験によって養われた英知により危機を乗り越えていくのは老年期の課題です。

（3）2

解説 女性の更年期障害には、性ホルモンの1つであるエストロゲンが大きく関与します。

（4）2

解説 卵巣機能が低下することにより、卵巣から分泌される卵胞ホルモン（エストロゲン）の分泌も減少します。

第28回　人間の成長と発達⑦　老年期の特徴

❶

（1）✕

解説 老年期には視覚機能が衰え、明暗の変化に順応しにくくなります。

（2）✕

解説 加齢による聴力低下は、高音域から始まります。

（3）◯

解説 視野の縮小は老年期の特徴です。そのため交通事故にあったり、交通事故を起こしやすくなります。

（4）◯

解説 筋力の衰えや皮膚機能の低下がみられる老年期では、体温調節機能も低下します。そのため熱中症や脱水などにも注意が必要です。

（5）✕

解説 腎臓機能の低下により、一般的に尿量は減少します。

（6）✕

解説 加齢により唾液の分泌は減少します。そのため口腔内に細菌が増殖しやすくなったり、食べ物を飲み込みにくくなります。

（7）◯

解説 高齢者に起こりやすいのは、内耳や神経系の異常による感音性難聴です。

（8）◯

解説 加齢により体液量は減少します。特に高齢者では皮膚や粘膜の乾燥などが現れやすくなります。

（9）◯

解説 過去の体験を覚えておく記憶力に対し、体験したばかりのことを覚えておく能力を記銘力といいます。高齢者では記銘力が低下し、とくに認知症では著しい低下がみられます。

(10) ✕

解説 老年期では抗体の産生も減少し、免疫力も低下します。

❷

（1） 3

解説 老年期における危機は「統合」対「絶望」です。老いによる心身の衰えや社会的役割の消失、死別、そして自らの死などの危機に対し、人生経験で得た知識や知恵によりそれを乗り越えることが課題とされています。

（2） 4

解説 加齢による筋肉量の減少や脂肪組織の増加はインスリンへの抵抗性の増大を引き起こします。また加齢によるインスリン分泌の減少により、血糖値は上昇しやすくなります。

（3） 1

解説 老年期には味覚の感度も低下します。収縮期血圧や嗅覚の閾値、コルチゾールの分泌などは加齢により増加します。

（4） 2

解説 高齢者では、歩行の際の前傾姿勢（いわゆる腰が曲がっている状態）が特徴としてみられます。

第29回　受精と胎児の発生

❶

（1） ○

解説 精子はX染色体かY染色体のどちらかをもち、卵子はX染色体のみもっています。精子と卵子が結合し、XとYの染色体を1本ずつもつものが男性、Xの染色体のみを2本もつものが女性となります。

（2） ○

解説 体細胞の行う倍数分裂に対し、生殖細胞である精子や卵子は、染色体が半減する分裂方法である減数分裂を行います。

（3） ○

解説 精子は運動能力を有し、腟から子宮、卵管を移動し、卵子と出会います。

（4） ✕

解説 精子の受精能は、射精後24～48時間ほどとされます。

（5） ✕

解説 受精後8週の終わりまでは（胎芽）とよばれ、それ以降を胎児といいます。

（6） ○

解説 受精後6日ほどしてから子宮内膜に着床し、内膜にしっかりと貼り付くように埋没していきます。

（7） ✕

解説 受精卵は卵割を行いながら卵管を子宮方向へ移動します。

（8） ✕

解説 受精後8週までの器官の基礎が形成される時期は、催奇形因子の影響を最も受けやすいときです。

（9） ○

解説 受精卵の着床＝妊娠です。

（10） ○

解説 黄体は、排卵後に卵胞が変化したもので、妊娠を助けるホルモンを分泌する内分泌機能をもちます。

❷

（1） 2

解説 子宮腔内以外に着床するのが子宮外妊娠（異所性妊娠）です。

（2） 1

解説 卵管采で受け止められた卵子が、卵管膨大部で精子と出会い、受精が行われます。

（3） 3

解説 卵子の受精能は精子より短く、排卵後12～24時間ほどとされています。

（4）3

解説 受精卵は、2細胞期、4細胞期、8細胞期

と卵割し、そして桑実胚を経て胞胚（胚盤胞）になり、子宮に入ります。

第30回　正常な妊娠と胎児の発育

（1）×

解説 尿中のhCGの検出は、妊娠反応の陽性を示しますが、それだけでは確定診断とはなりません。疾患などでも偽陽性となることがあります。

（2）×

解説 妊娠により胎盤からもプロゲステロンが分泌されるため、増加します。

（3）○

解説 母体由来が基底脱落膜、胎児由来が絨毛膜有毛部です。

（4）×

解説 胎盤が完成するのは、妊娠16週頃です。

（5）×

解説 妊娠後期では、胎盤は500gほどになります。

（6）○

解説 妊娠7ヶ月頃の羊水の最大量はおよそ700mlです。出産を迎える頃になると500mlほどになります。

（7）○

解説 妊娠6週までに胎嚢が確認できなければ流産を疑います。

（8）○

解説 ただし母体が低体重の場合には9～12kg、肥満の場合には個別対応とされます。

（9）○

解説 妊婦の飲酒は、胎児の発育に大きく影響します。

（10）○

解説 妊娠期の喫煙は、流・早産のリスクを高め、さらに胎児の正常な発育にも影響を与えます。

❷

（1）1

解説 尿中のhcG（ヒト絨毛性ゴナドトロピン）と経腟超音波による胎嚢の確認により妊娠が確定となります。

（2）3

解説 胎盤を通過できる唯一の抗体（免疫グロブリン）がIgGです。母体から受け継がれ、胎児や新生児を病気から守ります。

（3）2

解説 胎児の縦軸と子宮の縦軸が平行している状態を縦位といい、そのうち胎児の頭部が下側（子宮口側）を向いている状態が頭位、反対に胎児の骨盤が下側にある状態が骨盤位（いわゆる逆子）です。

（4）3

解説 妊娠7週までに心拍動が確認できない場合、流産を疑います。超音波ドップラー法により胎児心音が確認できるのは、早くて妊娠9週です。そして12週ではほぼすべての胎児で聴取できます。

第31回　正常な分娩

（1）×

解説 分娩予定日は、最終月経から280日目となります。

（2）×

解説 妊娠37週以降42週未満での出産が正期産です。22週以降37週未満の出産は早産（早期産）といいます。

（3）○

解説　妊娠42週以降も妊娠が継続している場合を過期妊娠といいます。過期妊娠中の分娩を過期産といいます。

（4）×

解説　分娩する胎児が1人の場合を単胎分娩、2人以上の場合を多胎分娩といいます。

（5）×

解説　分娩が迫った段階で起こる子宮収縮に伴う痛みが陣痛です。陣痛が10分おきに規則正しく起こるか、1時間に6回起こると分娩開始とされます。

（6）○

解説　分娩開始から子宮口全開大までを分娩第1期、子宮口全開大から胎児が娩出されるまでを分娩第2期、胎児の娩出から胎盤と卵膜が娩出されるまでを分娩第3期といいます。

（7）×

解説　発露や排臨が起こるのは分娩第2期です。

（8）○

解説　分娩終了後の産褥早期の2時間を分娩第4期といいます。

（9）×

解説　産道を経由し、前方後頭位によって胎児が娩出される場合を正常分娩といいます。そのため帝王切開は異常分娩に分類されます。

（10）×

解説　努責、すなわちいきむのは、子宮口全開大になってからです。子宮口全開大前では産道の抵抗が強く、無理に娩出しようとすると児頭に強い力がかかるため努責は禁忌とされます。

❷

（1）2

解説　分娩の3要素とは、胎児を子宮から押し出す娩出力、胎児の通り道である産道、そして胎児と付属物（胎盤や臍帯など）の3つです。母体の精神力を加え、分娩の4要素とすることもあります。

（2）2

解説　子宮頸管の成熟度を点数化して評価するのがビショップスコアです。アプガースコアは新生児仮死、フリードマン曲線は分娩遷延などの分娩経過の異常を評価します。スキャモン曲線は器官別の発育の特性を示した曲線です。

（3）3

解説　卵膜が破綻し内部の羊水が流出することを破水といいます。分娩開始前の破水は前期破水、子宮口全開大の前に起こる破水は早期破水、子宮口全開大後も破水が起こらない場合は遅滞破水といいます。

（4）2

解説　子宮が収縮している時期を陣痛発作、収縮が休止している時期を陣痛間欠といいます。その両方が持続している時間を合わせて陣痛周期といいます。

第32回　正常な産褥

❶

（1）×

解説　妊娠前の大きさに戻るのは、産後4～6週頃です。

（2）○

解説　産後、子宮は徐々に縮小するため、子宮底の高さは下降します。

（3）○

解説　産褥2～3日にみられるのが赤色悪露、その後にみられるのが褐色悪露、そして産褥2週を過ぎる頃からみられるのが黄色悪露です。

（4）×

解説　白血球が多く含まれ、澄んだ淡黄色の黄色悪露は、正常な産褥過程でみられます。

（5）×

解説　悪露は、一般的には産褥4週頃までは続き

ます。

（6）×

【解説】 乳汁の急激な産生により乳房が硬くなり、痛みや熱を伴う状態を乳房緊満といいます。正常にみられるものであり、授乳や搾乳をすることで改善されます。

（7）×

【解説】 シャワー浴は可能ですが、膣からの感染を予防するために、産後１カ月くらいは入浴は禁止とします。

（8）×

【解説】 産後の月経再開には個人差があります。産褥期であっても妊娠の可能性は否定できません。

（9）○

【解説】 産褥体操には、子宮復古を促す効果のほか、分娩により脆弱化した骨盤底筋群の回復や血液循環の促進、乳汁の分泌促進などの効果があります。

（10）○

【解説】 産後から産褥10日頃にみられる情動障害をマタニティーブルーズといいます。不安や怒り、悲壮感、不眠、食欲不振などが現れますが、通常は一過性のものです。しかし適切な対処が行われないと、遷延化して産後うつ病に移行することもあります。

❷

（1）3

【解説】 授乳による乳児の吸啜刺激は、オキシトシンの分泌を促進します。オキシトシンには、子宮を収縮させる作用があります。

（2）3

【解説】 分娩後、母体が妊娠前の状態へ回復するための期間が産褥期です。

（3）2

【解説】 産褥期にみられる身体的変化のうち、妊娠前の状態に戻るような変化を退行性変化、産後に新たにみられるようになる変化を進行性変化といいます。

（4）1

【解説】 オキシトシンは下垂体前葉から分泌されるホルモンです。乳児の吸啜刺激により分泌が促され、子宮復古を促進します。

第33回　人間の死

❶

①～③：自発呼吸／心臓／脳機能（順不同）
【解説】 脳機能の停止は、瞳孔散大および、対光反射の消失によって判別します。

❷

（1）2

【解説】 瞳孔に光を当てても対光反射がみられない場合、脳機能の停止と判断します。

（2）3

【解説】 瞳孔が散大し、対光反射が消失している場合は脳機能の停止を示します。

❸

（1）①昏睡
②瞳孔
③脳幹
④脳波
⑤自発呼吸
⑥6

【解説】 脳死判定は、正確に判定するために５項目の検査を２回行います。

（2）ア、エ、カ

【解説】 脳死判定は、判定に必要な知識と経験をもち、かつ臓器移植に無関係な医師２人以上により行われます。脳死後の臓器提供については、臓器移植法の改正により、本人の意思が不明の場合には家族の承認で行うことができるようになり、実質的に15歳未満でも可能になりました。脳死の判定基準に当てはまる深昏睡は、3-3-9度方式でいえばⅢ-300です。